急诊医学诊疗技术操作手册

主　编　李小民　陈雪峰

中国协和医科大学出版社

北　京

图书在版编目（CIP）数据

急诊医学诊疗技术操作手册 / 李小民, 陈雪峰主编. -- 北京：中国协和医科大学出版社, 2024. 9. -- ISBN 978-7-5679-2009-5

Ⅰ. R459.7-62

中国国家版本馆CIP数据核字第2024LH5479号

主　　编　李小民　陈雪峰

责任编辑　杨小杰

封面设计　邱晓俐

责任校对　张　麓

责任印制　黄艳霞

出版发行　**中国协和医科大学出版社**

（北京市东城区东单三条9号　邮编100730　电话010-65260431）

网　　址　www.pumcp.com

印　　刷　小森印刷（北京）有限公司

开　　本　787mm×1092mm　1/16

印　　张　14.25

字　　数　320千字

版　　次　2024年9月第1版

印　　次　2024年9月第1次印刷

定　　价　96.00元

编者名单

主　编　李小民　陈雪峰

副主编　王言理　孙　晓　周新华　顾迎东

编　者　（按姓氏笔画排序）

王言理　南京医科大学康达学院第一附属医院

孙　晓　南京医科大学康达学院第一附属医院

李小民　南京医科大学康达学院第一附属医院

陈晓兵　南京医科大学康达学院第一附属医院

陈雪峰　南京医科大学康达学院第一附属医院

周新华　南京医科大学康达学院第二附属医院

骆继业　南京医科大学康达学院第一附属医院

顾迎东　江苏省连云港市120急救中心

秘　书　谢永鹏　南京医科大学康达学院第一附属医院

孙　艳　南京医科大学康达学院第一附属医院

进入21世纪，国内多所医学院校相继开办了急诊医学专业。随着急诊医学诸多新理论、新技术、新方法、新疗法的不断进展，为更好地适应现代化医学教育的发展，适应高等教育课程教学改革的需要，我们根据李小民教授、张劲松教授、燕宪亮教授主编的"十三五"江苏省高等学校重点教材《急诊医学》（人民卫生出版社，2022），编写了其辅助教材《急诊医学诊疗技术操作手册》。

本书是国内较早用于急诊医学专业本科教学的临床技能操作手册，不仅有利于培养急诊医学专业学生的急救技术和临床操作能力，还可用于临床、全科医学本科专业学生急救技能的学习，对于提升急诊专业研究生及规范化培训住院医师的急诊临床技能也有一定的指导价值。

本书详细介绍了急诊医学的临床基本技能及其操作方法，每项技能包括操作目的、适应证、禁忌证、操作前准备、操作步骤、注意事项及并发症处理。本书内容包括急诊急救基本技术、创伤急救基本技术、急危重症监测技术、常用穿刺技术及镇静镇痛技术、高压氧治疗技术、床边即时检验技术、床边超声诊疗技术、床边支气管镜诊疗技术、体外膜肺氧合技术等21章，系统、新颖地介绍了急诊医学当今常用的诊疗技术，体现了科学性、规范性、先进性、适用性。

本书的编写得到了南京医科大学康达学院等有关方面的大力支持，在此表示由衷的感谢。诚然，本书虽精心编写，仍难免存在不足之处，恳请各位读者和同道们提供宝贵意见，以便再版时进一步充实提高。

李小民　陈雪峰

2024年5月

目 录

第一章

急诊急救基本技术

第一节　氧气吸入术

一、操作目的

通过供给患者占比不同的氧气，提高肺泡内氧分压，促进氧在肺泡内的弥散与交换，进而提高动脉氧分压，纠正各种原因造成的缺氧状态，以满足人体组织和器官代谢的需要。

二、适应证

1. 各种原因引起的低氧血症。
2. 呼吸衰竭。
3. 心力衰竭。
4. 各种中毒引起的呼吸困难。
5. 其他需要提高氧供的情况，如某些手术前后、休克等。

三、禁忌证

氧疗无绝对禁忌证。相对禁忌证有氧中毒、氧过敏、百草枯中毒。

四、操作前准备

（一）个人准备
仪表端庄，服装整洁，洗手，戴口罩。

（二）物品准备
应根据氧疗医嘱及环境情况，准备供氧设备、流量表、湿化装置、给氧装置及吸氧用物。

下面以鼻导管吸氧为例：流量表，盛有湿化液的湿化瓶（根据病情准备湿化液），灭菌水，一次性吸氧管，标签，盛有冷开水的治疗碗，"危险勿动"标识牌，弯盘，纱布，棉签，手消毒液，氧气扳手，黄色垃圾桶、黑色垃圾桶各1个。如无中心供氧装置，需准备氧气瓶（氧气瓶上有明显标识"空"或"满"）。

（三）环境准备
安静、安全，供氧设备情况完好，远离火源。

五、操作步骤

（一）给氧
1. 核对医嘱，核对患者并向患者及其家属做解释，询问是否做过鼻部手术，评估患者（观察鼻中隔有无偏移，有无鼻息肉，有无异物，黏膜有无破溃、出血、水肿），评估患者缺氧的程度。
2. 检查中心供氧装置（或氧气瓶），若为氧气瓶需除尘。
3. 如为中心供氧，关流量表，接湿化瓶，安装氧气表，向后拉确定固定稳妥并检查有无漏气。如为氧气瓶供氧，安装氧气表，关流量表开关，接湿化瓶，打开氧气阀（确保氧气瓶内气体压力 ≥0.2MPa），打开流量表，检查各衔接部位有无漏气、氧气流出是否通畅，关流量表。

4. 清洁患者鼻腔（从内向外）。

5. 检查鼻导管，连接鼻导管及流量表。

6. 打开流量表，根据医嘱及病情调节氧流量（流量以流量计浮标中间位置为准）。

7. 湿润鼻导管前端并试吸通畅后插入鼻腔（深度为1.5cm内）。

8. 妥善固定，松紧适宜，指导患者正确呼吸。

9. 挂"危险勿动"标识牌，告知患者及其家属用氧注意事项。

10. 洗手，记录用氧时间、氧流量、缺氧症状。

11. 终末处理。

12. 中途巡视，观察患者的意识、心率、呼吸、发绀改善程度及有无氧疗并发症等，观察氧气装置（流量是否通畅）并记录。

（二）停氧

1. 核对医嘱，核对患者，向患者解释停用氧气。

2. 评估患者情况，先拔管，后关流量表。

3. 安置患者于舒适卧位，检查鼻腔情况，询问患者感受。

4. 卸下氧气表，若为氧气瓶，记录剩余量并推至指定地点，固定，悬挂"空"或"满"标识。

5. 洗手，记录停氧时间及氧疗效果。

6. 终末处理。

六、注意事项及并发症处理

1. 正确选择给氧方式　①氧流量需求为1～5L/min时，宜选择鼻导管给氧。②氧流量需求为5～10L/min、不存在高碳酸血症风险时，宜选择普通面罩。③氧流量需求为6～15L/min、不存在高碳酸血症风险时，宜选择储氧面罩。④氧流量需求为2～15L/min、不存在高碳酸血症风险时，宜选择文丘里面罩。⑤氧流量需求为8～80L/min、pH≥7.3时，可选择经鼻高流量湿化氧疗，氧流量需求≥15L/min者尤其适用。

2. 根据氧流量选择合适的湿化方法　①吸氧流量≥4L/min，或环境干燥、呼吸道分泌物多、黏稠不易排出，应给予湿化。②吸氧流量＜4L/min但患者主诉上呼吸道干燥不适时，应给予湿化。③吸氧流量＞15L/min、采用经鼻高流量湿化氧疗及经气管插管、气管切开等人工气道行氧疗者，宜使用加温湿化。

3. 根据不同疾病选择合理的氧疗目标　有CO_2潴留风险的患者，SpO_2推荐目标为88%～93%；无CO_2潴留风险的患者，SpO_2推荐目标为94%～98%。

4. 严格遵守操作规程，氧气瓶放置阴凉处，切实做好防火、防油、防热、防震，注意用氧安全。

5. 使用氧气时，应先调节流量后应用，停用时应先拔除鼻塞，再关闭氧气开关，以免操作错误，大量氧气突然冲入呼吸道损伤肺部组织。

6. 对已用完的氧气瓶，应悬挂"空"的标识，避免急救时搬错而影响使用。

7. 用氧过程中，准确评估患者的生命体证，观察患者的呼吸、口唇、指端、意识等，判断用氧效果，观察氧气装置（流量是否通畅、管道是否在位），做到安全用氧。

8. 氧中毒的预防和处理　吸入氧浓度（fraction of inspired oxygen，FiO_2）为100%的吸氧时间不宜超过6小时；$FiO_2 \geqslant 60\%$的吸氧时间不宜超过24小时。如患者出现胸骨后灼热感、疼痛、呼吸增快、恶心、呕吐、烦燥、干咳、进行性呼吸困难、血氧饱和度下降等疑似氧中毒情况时，应立即通知医生，遵医嘱处理。

9. 高碳酸血症的预防和处理　存在高碳酸血症风险者，应给予控制性氧疗；如患者出现SpO_2下降、神志改变、呼吸变快进而变慢、心率变快或减慢、尿量减少等变化，则有高碳酸血症可能，应根据医嘱给予动脉血气分析，在血气分析指导下调整氧疗方案，维持目标SpO_2，密切监测$PaCO_2$变化；必要时遵医嘱给予呼吸兴奋剂或机械通气以增加通气量，从而纠正高碳酸血症。

本节练习题

【单选题】

1. 下面哪项不是氧中毒的临床表现（　　）
A. 体温升高
B. 恶心
C. 烦躁不安
D. 胸骨下不适
E. 呼吸增快

2. 患者血气分析：PaO_2 57mmHg，$PaCO_2 > 69$mmHg，应采用下列哪项用氧方式（　　）
A. 低流量、高浓度持续给氧
B. 低浓度、高流量持续给氧
C. 低流量、低浓度持续给氧
D. 低流量、低浓度间断给氧
E. 高流量、高浓度间断给氧

3. 要求吸氧浓度达到45%，其流量为（　　）
A. 3L　B. 4L　C. 5L　D. 2L　E. 6L

4. 下面不属于氧疗适应证的是（　　）
A. 百草枯中毒
B. 慢性阻塞性肺疾病
C. 肺栓塞
D. 心力衰竭
E. CO中毒

5. 低氧血症、无高碳酸血症风险的患者，氧疗目标SpO_2达（　　）

A. 90% ～ 92%

B. 92% ～ 94%

C. 96% ～ 100%

D. 94% ～ 98%

E. 88% ～ 93%

6. 氧疗过程中，应密切关注的内容不包括（　　）

A. 意识

B. 呼吸

C. 心率

D. 发绀改善情况

E. 体温

7. 动脉血二氧化碳分压正常值为（　　）

A. 35 ～ 45mmHg

B. 30 ～ 40mmHg

C. 45 ～ 55mmHg

D. 35 ～ 50mmHg

E. 40 ～ 50mmHg

8. 下列哪项不属于吸氧"四防"（　　）

A. 防热

B. 防火

C. 防潮

D. 防油

E. 防震

9. 氧流量需求在（　　）时，可选择鼻导管给氧

A. 1 ～ 2L/min

B. 1 ～ 5L/min

C. 5 ～ 10L/min

D. 8 ～ 10L/min

E. 6 ～ 15L/min

【多选题】

10. 下列关于氧疗注意事项正确的是（　　）

A. 严格遵守操作规程，氧气瓶放置阴凉处

B. 使用氧气时，应先调节流量后应用，停用时应先关闭氧气开关，再拔除鼻塞

C. FiO_2为100%的吸氧时间宜≤6小时

D. 吸氧过程中注意观察患者的意识状态、心率、呼吸、发绀改善程度

E. 存在高碳酸血症风险者，应给予控制性氧疗

第二节 吸 痰 术

一、操作目的

1. 清除呼吸道分泌物，保持呼吸道通畅。

2. 促进呼吸功能，改善通气。

3. 留取痰液做细菌培养及药敏试验，指导临床选用抗菌药物。

二、适应证

1. 患者无力咳嗽咳痰或不能充分排痰，考虑与气道分泌物相关的血氧饱和度下降和/或血气分析指标恶化。

2. 气道内有可听见、看到的分泌物。

3. 听诊可闻及肺部粗湿啰音。

4. 排除管路积水或抖动后，呼吸机波形出现锯齿样改变。

5. 考虑吸入上呼吸道分泌物或胃内容物。

6. 需留取痰标本。

三、禁忌证

1. 鼻咽部出血　当鼻咽部有出血症状，或较严重的急性炎症、肿瘤时，忌经鼻腔吸痰，以免损伤鼻腔黏膜加重出血。

2. 消化道出血　有上消化道出血的患者，此时进行吸痰可能会加重出血症状，一般建议通过雾化吸入等方式化痰。

3. 服用腐蚀性药物　服用腐蚀性药物的患者，吸痰时易损伤气管黏膜。

4. 颅底骨折　有颅底骨折的患者，忌经鼻腔吸痰，防止发生颅内逆行感染。

5. 心功能障碍　有严重心功能障碍的患者，避免吸痰诱发的心律失常与心脏停搏。

6. 肺癌、肺结核、肺不张　如果有活动性出血，尽量避免吸痰。

四、操作前准备

1. 护士准备　洗手，戴口罩。

2. 患者准备　患者知晓目的及注意事项，体位合理。

3. 环境及物品准备　治疗车、听诊器、手电筒、一次性合适型号吸痰包数个、无菌生理盐水或灭菌注射用水、弯盘、纱布、快速手消毒液，必要时备简易呼吸器等。

五、操作步骤

以人工气道开放式吸痰为例。

1. 用物带至床边，核对患者，对清醒患者解释操作方法，请患者配合。

2. 必要时给予翻身、拍背。

3. 患者取舒适体位，头偏向一侧，予以纯氧30～60秒吸入。

4. 打开吸引器开关，调节适当的吸引负压（成人80～150mmHg）。

5．选择合适吸痰包，封口打开并单手戴无菌手套。

6．无菌操作取出吸痰管，将吸痰管与吸引器连接管相连接。

7．阻断负压，吸痰管插入口腔或鼻腔先吸引口咽部分泌物。

8．左右旋转，向上提拉进行吸痰，更换吸痰管吸引人工气道。

9．消除呼吸机报警音，断开呼吸机（保持呼吸机端口无菌）。

10．将吸痰管插入至有阻力后退1～2cm（无负压），轻柔旋转向上提吸。

11．成人每次吸痰时间不超过15秒，与下次吸痰间隔2分钟以上。

12．吸痰过程观察患者面色、呼吸情况，分泌物性状，SaO_2/SpO_2水平。

13．立即连接呼吸机，分离并弃吸痰管，反脱手套，用手套包裹吸痰管丢入黄色垃圾桶，用灭菌注射用水冲洗吸引器连接管，关闭吸引器，给予吸纯氧30～60秒。

14．擦净面部及口、鼻分泌物。

15．评价吸痰效果。听诊呼吸音，观察口鼻腔黏膜有无损伤。

16．根据患者情况恢复氧流量，安置患者舒适卧位，交待注意事项。

17．终末处理。吸引瓶用含有效氯50mg/L的消毒液浸泡30分钟后用清水洗净，有条件者使用一次性吸引器瓶。

18．洗手，记录。

六、注意事项及并发症处理

（一）注意事项

1．吸痰管的选择　应选择光滑、远端有侧孔、长度足够达到人工气道远端、外径不超过人工气道内径一半的吸痰管。

2．吸痰的负压　成人为80～150mmHg。

3．吸痰前必须预充氧气，使体内获得氧储备。

4．吸痰管插到气管插管远端前，不能带负压，避免过度抽吸肺内气体引起肺萎缩。

5．插入吸痰管过程中，如感到有阻力，则应将吸痰管后退1～2cm，以免引起支气管过度嵌顿和损伤。

6．在吸痰管逐渐退出的过程中打开负压吸痰，抽吸时应旋转吸痰管，间断使用负压，可减少黏膜损伤，且抽吸更为有效。

7．吸痰管在气道内的时间不应超过10～15秒，从吸痰开始到恢复通气和氧合的时间不应超过20秒。

8．抽吸期间密切观察心电监护，一旦出现心律失常或呼吸窘迫，应立即停止吸痰，并吸入纯氧。

9．按需吸痰，频繁过多吸引易引起气道黏膜损伤；痰液多、黏稠时加强气道湿化，加强翻身拍背。

10．注意无菌操作。

（二）并发症处理

1．低氧血症　对于出现低氧血症者，应立即停止吸痰并加大吸氧流量或给予面罩加压吸氧，酌情适时静脉注射阿托品、氨茶碱、地塞米松等药物，必要时进行机械通气。

2. 呼吸道黏膜损伤 发现患者口腔黏膜糜烂、渗血等，可用含漱液预防感染。鼻腔黏膜损伤患者，可外涂四环素软膏。发生气管黏膜损伤时，遵医嘱进行雾化吸入。

3. 感染 疑似感染者应及时留取标本进行培养。出现全身感染时行血培养；痰液黏稠者，遵医嘱给予雾化吸入，以稀释痰液，易于排痰或吸痰。当培养出致病菌时，可根据药敏试验结果选择适当的含漱液进行口腔护理。

4. 心律失常 因吸痰所致的心律失常几乎都发生在低氧血症的基础上，所有防止低氧血症的措施均适用于预防心律失常。如发生心律失常，立即停止吸痰，退出吸痰管，并给予吸氧或加大吸氧浓度。一旦发生心搏骤停，立即进行准确有效的胸外心脏按压，开放静脉通道，同时准备静脉或心内注射肾上腺素等复苏药物。持续心电监测，准备好电除颤器、心脏起搏器，心率恢复后给予降温措施，进行脑复苏。

5. 阻塞性肺不张 给予吸氧，必要时行机械通气。确诊为肺不张的患者，应使患侧处于最高位，以利于引流；进行适当物理治疗；鼓励患者咳嗽和深呼吸。上述措施无效时，需借助纤维支气管镜对肺不张的部位进行检查，对阻塞部位进行吸引、冲洗，使不张的肺重新充气。

6. 气道痉挛 气道痉挛发作时，应暂停气道吸痰，给予受体激动剂吸入。

本节练习题

【单选题】

1. 成人一般选用吸痰管的型号是（　　）

A. 12～14号

B. 10号

C. 6～8号

D. 8号

E. 16号

2. 成人吸痰的负压为（　　）

A. 60～100mmHg

B. 80～150mmHg

C. 100～150mmHg

D. 100～200mmHg

E. 200～250mmHg

3. 吸痰时患者有气管插管者，插入深度为超过气管插管（　　）

A. 1～2cm

B. 2～3cm

C. 1cm

D. 3cm

E. 4cm

4. 吸痰时一旦发生心搏骤停应立即（ ）

A. 开放静脉通道

B. 心电监测

C. 准备好除颤器

D. 准确有效心外按压

E. 给予氧气吸入

5. 每次吸痰时间（ ）

A. ＜15s

B. ＜20s

C. ＜30s

D. ＜10s

E. ＞15s

6. 下列哪项不是吸痰引发低氧血症的原因（ ）

A. 负压过高

B. 时间过短

C. 吸痰管过粗

D. 置管过深

E. 时间过长

7. 吸痰防止感染执行无菌技术操作正确的是（ ）

A. 没有戴无菌手套

B. 吸痰管被污染

C. 吸痰管和冲洗液更换不及时

D. 用于吸口鼻与吸气管内分泌物的吸痰管混用

E. 先吸口腔再吸人工气道

8. 吸痰时的注意事项错误的是（ ）

A. 严格执行无菌操作

B. 每次吸痰更换一次吸痰管

C. 每次吸痰少于15秒

D. 痰液多、黏稠时加强气道湿化

E. 每小时至少吸痰1次

【多选题】

9. 吸痰操作并发症有（ ）

A. 低氧血症

B. 气道痉挛

C. 呼吸道黏膜损伤

D. 心律失常

E. 阻塞性肺不张

10. 吸痰的指征有（　　）

A. 考虑与气道分泌物相关的血氧饱和度下降

B. 气道内有可听见、看到的分泌物

C. 听诊可闻及肺部粗湿啰音

D. 排除管路积水或抖动后，呼吸机波形出现锯齿样改变

E. 考虑吸入上呼吸道分泌物或胃内容物

第三节　胃管置入术

胃管可分为口胃管（导管由口插入胃内）和鼻胃管（导管经鼻腔插入胃内）。本节主要以鼻胃管为例介绍管饲法的操作方法。

一、操作目的

1. 鼻饲。

2. 胃肠减压。

3. 为中毒患者清除胃内毒物。

4. 进行胃液检查。

二、适应证

1. 营养支持　多种原因造成的无法经口进食而需鼻饲者。

2. 清除胃内毒物，进行胃液检查。

3. 胃肠减压（如急腹症有明显腹胀者，胃肠道梗阻者）。

4. 上消化道出血患者出血情况的观察和治疗。

5. 上消化道穿孔。

6. 腹部手术前准备。

三、禁忌证

1. 严重颌面部损伤。

2. 鼻咽部有癌肿或急性炎症。

3. 近期食管腐蚀性损伤。

4. 食管梗阻及窒息。

5. 食管静脉曲张。

6. 精神异常。

7. 极度不合作患者。

四、操作前准备

1. 物品准备 ①胃管可根据鼻饲持续时间、患者的耐受程度选择橡胶胃管、硅胶胃管或新型胃管，临床上成人多采用12～16号胃管，儿童采用6～8号胃管，新生儿常选用6号胃管。②石蜡油。③听诊器。④鼻饲流食（38～40℃）、温开水适量（也可取患者饮水壶内的水）、按需准备漱口或口腔护理用物及松节油、手消毒液、医嘱单、一次性清洁手套。⑤采用滴注方式灌注流食者还需准备带有输注管的肠内营养容器。

2. 操作者准备 洗手，戴口罩，必要时戴手套。

五、操作步骤

1. 摆放体位

（1）能配合者通常取坐位或半卧位。

（2）无法坐起者取右侧卧位。

（3）昏迷者取去枕平卧位，头向后仰。

2. 插管部位评估

（1）检查左、右侧鼻腔通畅状况，如存在鼻部疾病，应选择健侧鼻孔插管。

（2）有活动义齿应取下。

3. 测量留置长度

（1）从鼻尖至耳垂再到胸骨剑突的距离或前额发际到胸骨剑突的距离。

（2）成人45～55cm，测量后注意胃管上的相应刻度标记。

（3）为防止反流、误吸，插管长度可在55cm以上；若需经胃管注入刺激性药物，可将胃管再向深部插入10cm。

4. 置入胃管

（1）润滑胃管前端，一手持纱布托住胃管，一手持镊子夹住胃管前端，沿选定侧鼻孔轻轻插入，动作轻柔。

（2）插入胃管10～15cm（咽喉部）时，若为清醒患者，嘱患者做吞咽动作，顺势将胃管向前推进至预定长度；若为昏迷患者，左手将患者头托起，使下颌靠近胸骨柄，缓缓插入胃管至预定长度。

5. 验证胃管在胃内

（1）抽吸胃液：连接注射器与胃管末端进行抽吸可抽出胃液。

（2）气过水声：置听诊器于胃区，快速经胃管注入10ml空气，听到气过水声。

（3）观察气泡：胃管末端置于盛水的治疗碗内，无气泡逸出。

（4）X线：是确认胃管在胃内的金标准，但由于操作不便、费用较高，有放射线累积的危险性，未作为首选方案。定位困难时推荐使用。

6. 固定

（1）根据导管自然弧度理顺导管，将胃管用胶布在鼻翼及颊部采用高举平台法固定。

（2）定期检查置管处皮肤及置入长度，每日更换固定胶带。

（3）有潮湿、污染、松脱及时更换胶布。

7. 拔管

（1）方法：用纱布包裹近鼻孔处的胃管，嘱患者深呼吸，在患者吸气结束后屏气或呼气时拔管，边拔边用纱布擦胃管，到咽喉处快速拔出。

（2）长期鼻饲患者应定期更换，晚间拔管，次晨再从另一侧鼻孔插入。

六、注意事项及并发症处理

1. 插管时动作应轻柔，避免损伤食管黏膜，尤其是通过食管3个狭窄部位（环状软骨水平处、平气管分叉处、食管通过膈肌处）时。

2. 并发症处理

（1）并发症

1）食物反流、误吸：①在鼻饲过程中患者出现呛咳、气喘、心动过速、呼吸困难、咳出或经气管吸出鼻饲液。②吸入性肺炎患者体温升高、咳嗽，肺部可闻及湿啰音和水泡音。胸部X线片有渗出性病灶或肺不张。

2）鼻、咽、食管黏膜损伤：①咽部不适、疼痛、吞咽障碍，鼻腔流出血性液体。②部分患者有感染症状，如发热。

3）鼻胃管堵塞：鼻饲时管腔堵塞，无法注入药物或食物。

4）鼻胃管意外拔管：鼻胃管部分或全部脱出。

5）呃逆：喉间呃呃连声，持续不断，声短且频繁发作，不能自制。轻者数分钟或数小时，重者昼夜发作不停，严重影响患者的休息、睡眠。

6）胃肠道症状：鼻饲后患者出现胃肠道症状如恶心、呕吐、腹泻、便秘、胃潴留等表现。

（2）处理：为避免上述并发症的出现，有如下建议。①插管时动作应轻柔，避免损伤食管黏膜，尤其是通过食管3个狭窄部位时。②插入胃管至10～15cm（咽喉部）时，若为清醒患者，嘱其做吞咽动作；若为昏迷患者，则用左手将其头部托起，使下颌靠近胸骨柄，以利插管。③插入胃管过程中如果患者出现呛咳、呼吸困难、发绀等，表明胃管误入气管，应立即拔出胃管，协助患者休息后再行插入。④每次鼻饲前应证实胃管在胃内且通畅，鼻饲过程中保持抬高床头≥30°，鼻饲后保持半坐卧位20～30分钟，并用少量温水冲管后再进行喂食，鼻饲完毕后再次注入少量温开水，防止鼻饲液凝结。⑤鼻饲液温度应保持在38～40℃，避免过冷或过热；新鲜果汁与奶液应分别注入，防止产生凝块；药片应研碎溶解后注入。⑥长期鼻饲者应每天进行2次口腔护理，并定期更换胃管，普通胃管每周更换1次，硅胶胃管每月更换1次。⑦妥善固定管道，采取双重固定方法，固定胶贴有潮湿或松动及时更换，每班交接查看固定情况。意识不清或不配合患者，签署保护性约束知情同意书，使用约束带约束，避免意外拔管。

本节练习题

【单选题】

1. 鼻饲时，鼻饲液适宜的温度是（　　）

A. 33 ～ 35℃

B. 41 ～ 42℃

C. 38 ～ 40℃

D. 30 ～ 32℃

E. 43 ～ 44℃

2. 为昏迷患者留置胃管应采取的最佳体位是（　　）

A. 坐位

B. 平卧位

C. 左侧卧位

D. 右侧卧位

E. 去枕平卧位

3. 胃管插入胃内的长度为（　　）

A. 从前发际至剑突，长45 ～ 55cm

B. 从鼻尖到剑突，长35 ～ 40cm

C. 从眉心到剑突，长40 ～ 45cm

D. 从眉心到脐，长60 ～ 70cm

E. 从耳垂至剑突，长55 ～ 60cm

4. 为无颈椎、胸椎、腰椎损伤的患者鼻饲或滴注时应抬高床头（　　）

A. 60°

B. 90°

C. 30° ～ 45°

D. 70°

E. 20°

5. 长期鼻饲患者注意事项不正确的是（　　）

A. 每天进行口腔护理

B. 药物磨碎溶解后灌入

C. 鼻饲管应每天更换

D. 重新置管宜在早晨

E. 拔管宜在晚上

6. 鼻饲过程中，患者出现下列哪项症状不是停止鼻饲的指征（　　）

A. 呛咳

B. 发热

C．呕吐

D．吞咽困难

E．呼吸困难

7. 插胃管前需要评估患者的以下内容，除外（ ）

A．病情、置管目的、心理需要、意识和合作能力

B．营养状态

C．是否有鼻中隔偏曲、鼻腔炎症和阻塞

D．吸烟及饮酒史

E．有无上消化道狭窄或食管静脉曲张

【多选题】

8. 以下哪项情况不宜继续鼻饲（ ）

A．呕吐

B．腹胀

C．腹泻

D．胃潴留

E．发热

9. 插胃管时应选择（ ）

A．通气好的鼻腔

B．无黏膜损伤的鼻腔

C．无炎症的鼻腔

D．便于操作侧的鼻腔

E．同侧面颌部无损伤的鼻腔

10. 鼻饲法适用于（ ）

A．昏迷患者

B．口腔疾病患者

C．破伤风患者

D．早产儿

E．拒绝进食的患者

第四节 导 尿 术

一、操作目的

1. 为尿潴留患者引流出尿液。

2. 采取尿培养标本。

3. 盆腔内器官手术前为患者导尿以排空膀胱，避免手术中误伤膀胱。

4. 用于昏迷、尿失禁、会阴或肛门附近有伤口不宜自行排尿者，以保持局部清洁干燥。

5. 测量膀胱容量及检查残余尿容量，鉴别尿闭及尿潴留以助诊断。

6. 抢救休克或危重患者时正确记录尿量、比重，以观察肾功能。

二、适应证

1. 获得未受污染的尿标本。

2. 尿潴留，充溢性尿失禁患者。

3. 膀胱、尿道手术或损伤患者。

4. 进行膀胱检查（膀胱造影、膀胱内压测量图）。

5. 危重患者监测尿量。

6. 腹部及盆腔器官手术前准备。

7. 膀胱内灌注药物进行治疗。

8. 尿流动力学检查，测定膀胱容量、压力、残余尿量。

三、禁忌证

1. 急性尿道炎。

2. 急性前列腺炎。

3. 尿道完全断裂。

4. 尿道狭窄，导尿管无法通过者。

5. 女性经期。

四、操作前准备

1. 核对患者，自我介绍，解释操作目的（态度和蔼，用语恰当）。

2. 了解患者的病情、年龄、治疗、心理状态及自理能力；患者的膀胱充盈度、最后一次排尿时间及会阴部情况；病房环境是否清洁及室内温度，有无屏风遮挡等。

3. 准备

（1）护士：仪表端庄，衣帽整洁，洗手，戴口罩。

（2）患者：清洗会阴，必要时协助患者清洗会阴。

（3）环境：关闭门窗，遮挡患者，必要时调节室温。

（4）用物：治疗盘、合适型号无菌导尿包、弯盘、无菌手套、导尿管、集尿袋、消毒棉球、石蜡油棉球、镊子2把、标本瓶、洞巾、20ml空针、治疗巾、别针、导尿管标识、生理盐水10ml，另外备便盆。

五、操作步骤

（一）男性患者导尿术

1. 嘱患者取仰卧位，双腿稍屈膝外展，露出外阴，将尿垫垫于臀下。

2. 打开一次性无菌导尿包，将弯盘放于患者两腿之间，取消毒棉球1包倒入弯盘内的右侧。

3. 左手戴手套，右手用镊子夹取消毒棉球，依次擦洗阴阜、阴茎、阴囊，左手用纱布裹住阴茎将包皮向后推暴露尿道口，自尿道口向外向后旋转擦拭尿道口、龟头及冠状沟。

4. 用过的棉球放在弯盘内左侧，每个棉球只能用1次，第一次消毒完毕，脱下手套放入弯盘，与治疗盘一并移至床尾。将打开的一次性无菌导尿包移至两腿之间，双手戴好手套，铺洞巾（洞巾的下缘连接导尿包包布形成临时无菌区），将未使用的弯盘放置于会阴部。

5. 检查导尿管是否通畅，气囊是否漏气。

6. 撕开石蜡油棉球包，用石蜡油棉球润滑导尿管前端18～20cm后放于治疗盘内。撕开消毒棉球包，将消毒棉球倒入弯盘内右侧。

7. 左手取纱布扶起阴茎使之与腹壁呈60°夹角，将包皮后推露出尿道口，进行第二次消毒，由尿道口向外向后旋转擦拭尿道口、龟头及冠状沟，用过的棉球放在弯盘内左侧（禁止与尚未使用的消毒棉球接触），每个棉球只用1次。

8. 嘱患者放松并张口呼吸。将导尿管尾端置于治疗盘内，右手持卵圆钳夹住导尿管的前段轻轻插入尿道口后，缓慢向尿道内插入20～22cm，插入过程中注意观察患者的表情，询问有无不适，见尿液流出后再插入1～2cm，然后固定导尿管，将尿液引流入治疗盘内，仔细观察尿液外观，需要时留取尿标本，嘱患者放松。

9. 导尿结束，缓慢拔出导尿管，用纱布擦净外阴。

10. 如需留置导尿管，用注射器向气囊管内注入无菌水约10ml，牵拉一下导尿管观察是否已固定，连接一次性集尿袋，集尿袋引流管用别针挂于床旁，将导尿管标识粘贴在引流管上。

11. 撤去导尿用物品，脱下手套后协助患者穿好裤子，盖好被子。告知患者导尿结束，询问患者有无不适、需要及疑问。拉开床间隔帘（或撤去屏风）。处理导尿用物品，记录导尿量、尿液外观特征等，如留有标本及时送检。

（二）女性患者导尿术

1. 保护患者隐私，清洗外阴。

2. 嘱患者取仰卧位，双腿稍屈膝外展，露出外阴，将尿垫垫于臀下。

3. 打开一次性无菌导尿包，将弯盘放于患者两腿之间，取消毒棉球1包倒入弯盘内右侧，左手戴手套，右手用镊子夹取消毒棉球，进行第一次消毒，消毒顺序是由上至下，由外向内，阴阜→两侧大阴唇→两侧小阴唇→尿道口，最后一个消毒棉球消毒尿道口至肛门。

4. 用过的棉球放在弯盘内左侧，每个棉球只能用1次，第一次消毒完毕，脱下手套放入弯盘内，与治疗盘一并移至床尾。将打开的一次性无菌导尿包移至两腿之间，双手戴好手套，铺洞巾（洞巾的下缘连接导尿包包布形成临时无菌区），将未使用的弯盘放置于会阴部。

5. 检查导尿管是否通畅，气囊是否漏气。

6. 撕开石蜡油棉球包，用石蜡油棉球润滑导尿管前端18～20cm后放于治疗盘内。

7. 撕开消毒棉球包，将消毒棉球倒入弯盘内右侧。

8. 以左手拇、示指分开并固定小阴唇，右手持镊子夹住消毒棉球进行第二次消毒，顺序是尿道口→两侧小阴唇→尿道口，每个部位用1个消毒棉球，每个棉球只用1次。污染物放于床尾弯盘内。

9. 嘱患者放松并张口呼吸，左手固定小阴唇，将导尿管尾端置于治疗盘内，右手持卵圆钳夹住导尿管轻轻插入尿道内4～6cm，插进过程中注意观察患者的表情，询问有无不适，见尿液流出后再插入1～2cm，然后固定导尿管，将尿液引流入治疗盘，仔细观察尿液外观，需要时留取尿标本，嘱患者放松。

10. 导尿结束，缓慢拔出导尿管，用纱布擦净外阴。

11. 如需留置导尿管，同男性患者操作。

六、注意事项及并发症处理

（一）注意事项

1. 尿潴留患者一次导出尿量不超过1000ml，以防腹压突然下降出现虚脱，膀胱黏膜充血发生血尿。

2. 如患者留置导尿须妥善固定，导尿管不扭曲，保持通畅，引流管低于膀胱位，保持会阴部清洁，采用间隙夹管的方式训练膀胱反射功能。

3. 观察尿液情况，鼓励患者多饮水，每日2000～3000ml，以保证足够的尿量，增加内冲洗作用。

4. 一次性塑料普通无菌集尿袋的更换时间以2次/周较适宜，单向活瓣集尿袋的更换时间以1次/周较适宜。不支持集尿袋每天更换，以免频繁改变集尿袋的密闭环境，增加尿路感染的机会。

5. 膀胱充盈时是拔管的最佳时机，拔管时疼痛感、拔管后尿潴留发生率明显低于传统的膀胱空虚时拔管。

6. 拔管后注意观察患者自主排尿情况。

（二）并发症处理

1. 尿道黏膜损伤　插管前常规润滑导尿管，尤其是气囊处的润滑，以减少插管时的摩擦力；操作时手法轻柔，插入速度要缓慢，忌强行插管。导尿所致的黏膜损伤，轻者无须处理或经止血镇痛等对症治疗即可痊愈。偶有严重损伤患者，需要尿路改道、尿道修补等手术治疗。

2. 尿路感染　当尿路感染发生时，尽可能拔出导尿管，并根据病情采用合适抗菌药物进行治疗。

3. 尿道出血、血尿　镜下血尿一般无须特殊处理，如血尿较为严重，可适当使用止血药。

4. 虚脱　发现患者虚脱，应立即取平卧位或头低足高位，可嘱其饮用温开水或糖水，并用手指掐人中、内关、合谷等穴位，或是针刺合谷、足三里等穴位。如经上述处理无效，应及时建立静脉通道，并立刻通知医生抢救。

5. 误入阴道　导尿管误入阴道，应换管重新正确插入。

本节练习题

【单选题】

1. 长期留置导尿后发生尿液浑浊、沉淀结晶应（　　）

A. 膀胱内滴药

B. 经常变换卧位

C. 多饮水并进行膀胱清洗

D. 热敷下腹

E. 经常清洁尿道口

2. 男性，60岁。前列腺切除后，留置导尿，护士为其进行留置导尿操作护理中，错误的是（　　）

A. 控制每日摄入水分在1500ml以内

B. 集尿袋每周更换1～2次

C. 每天1～2次用消毒棉球消毒尿道口、龟头和包皮

D. 注意患者主诉并观察尿液情况

E. 根据导尿管材质，一般1～4周更换一次

3. 给男性患者导尿时，提起阴茎与腹壁呈60°角的目的是（　　）

A. 耻骨前弯消失

B. 耻骨前弯扩大

C. 耻骨下弯消失

D. 耻骨下弯扩大

4. 为膀胱高度膨胀的患者导尿，第一次放尿超过1000ml可导致（　　）

A. 胆红素尿

B. 血尿

C. 蛋白尿

D. 尿频尿痛

E. 反射性尿失禁

5. 关于尿失禁患者的护理，错误的是（　　）

A. 用接尿器接尿

B. 保持皮肤清洁干燥

C. 必要时留置导尿

D. 控制患者饮水，减少尿量

E. 理解、安慰、鼓励患者

6. 长期留置导尿的患者需定期更换导尿管的目的是（　　）

A. 使患者得到休息

B．锻炼膀胱反射功能

C．便于膀胱冲洗

D．防止导尿管老化

E．预防感染

7．患者，女性，56岁。今日出现咳嗽打喷嚏时不自主排尿现象，这种现象称为（　　）

A．部分尿失禁

B．急迫性尿失禁

C．功能性尿失禁

D．反射性尿失禁

E．压力性尿失禁

8．女性患者导尿第二次消毒的顺序正确的是（　　）

A．尿道口，两侧小阴唇，尿道口

B．尿道口，两侧小阴唇

C．两侧小阴唇，尿道口

D．尿道口

E．两侧大阴唇，小阴唇，尿道口

9．患者，女，40岁。上午拟行子宫切除术，术前需留置导尿管。护士在导尿操作中应为患者安置的体位是（　　）

A．去枕仰卧位

B．头高足低位

C．侧卧位

D．屈膝仰卧位

E．截石位

10．患者，男，76岁。因"前列腺增生、尿潴留"就诊。遵医嘱行留置导尿术。正确的操作方法是（　　）

A．导尿管插入尿道长度为4～6cm

B．插导尿管时见尿后再插入2cm

C．插导尿管遇到阻力时应用力快速插入

D．第一次放尿量不可超过800ml

E．集尿袋放置应高于耻骨联合

第五节　骨髓腔穿刺输液术

一、目的

骨髓腔通路是在紧急情况下以骨髓穿刺技术开放骨髓腔，通过留置的穿刺针给药、输液、采集血标本的方法，能够在急救场景快速开展，具有迅速、安全、有效的特点，已被广泛应用于儿童及成人急危重症患者的救治。

二、适应证

心搏呼吸骤停、休克、创伤、恶性心律失常、严重脱水或其他需紧急抢救开放血管通路补液或药物治疗的儿童或成人患者，如果静脉通路无法快速建立时，应尽早考虑使用骨髓腔通路。

三、禁忌证

（一）绝对禁忌证

1. 穿刺部位骨的完整性受到破坏。
2. 穿刺部位存在明确或可疑的感染。
3. 穿刺部位骨的血供或回流受到明显影响。

（二）相对禁忌证

1. 成骨不全或骨质疏松等严重骨病的患者。
2. 穿刺部位48小时内目标骨接受或尝试过建立骨髓腔穿刺输液通路。
3. 穿刺部位解剖结构不清。
4. 穿刺部位烧伤。
5. 右向左心脏分流的患者。

四、操作前准备

1. 骨髓腔输液通路穿刺设备选择

（1）15G穿刺针（蓝色套管），适合12岁以上的患者。

（2）18G穿刺针（红色套管），适合新生儿期至12岁的患儿。

2. 骨髓腔输液通路穿刺部位选择

（1）成人穿刺部位选择：①建议首选胫骨近端为穿刺点。②对于需要更高流速或胫骨近端穿刺点不可用的情况，可选择胸骨或肱骨近端为穿刺点。③在患者极度肥胖而解剖学标志不明显、定位困难的情况下，可选择胫骨远端进行穿刺。

（2）儿童穿刺部位选择：①年龄小于1岁的婴儿，推荐胫骨近端和股骨远端。②1～12岁的儿童，推荐胫骨近端、胫骨或腓骨远端。

3. 医患沟通及消毒物品准备

（1）核对患者信息，签署骨髓腔穿刺知情同意书

（2）检查器材物品是否齐全，准备好消毒盘、碘伏消毒液、医用无菌帽子、口罩、手套和一次性注射器、注射用生理盐水等物品。

五、操作步骤

1. 定位穿刺点。
2. 穿刺点皮肤常规消毒。

3. 将针尖穿过皮肤直至接触骨面后扣动扳机至感受到"落空感"后松开扳机。

4. 固定针柄，拔下驱动钻。

5. 固定针柄，旋转套针针芯，并取下针芯，放入锐器盒中。

6. 将固定器固定于套针上。

7. 将预冲好的延长管与针柄连接，旋转固定。

8. 将固定器粘于皮肤上。

9. 使用注射器回抽可见血液骨髓液，确认置入骨髓腔内。

10. 用生理盐水快速冲洗套针，输液前后进行冲洗。

11. 根据需要进行相关药物液体输注，建议用加压袋加压输液。

12. 拔除套针。移除延长管和固定器，单手固定套针，把鲁尔锁注射器与针柄连接固定后，保持轴向对齐并一起拔除，轻压穿刺点后，用敷料覆盖。

六、注意事项及并发症处理

（一）注意事项

1. 骨髓腔输液通路获取血液学标本给药后，不建议用骨髓腔穿刺输液通路进行诊断性检查。

2. 骨髓腔输液通路可以注射对比剂进行增强CT检查，耐高压、流速快且图像质量较好，无其他并发症。

3. 避免在同一穿刺点反复多次穿刺，防止骨髓炎、骨筋膜室综合征、脂肪栓塞等并发症。

（二）并发症处理

成人和儿童患者使用骨髓腔通路发生严重并发症比较少见。迄今没有研究表明使用骨髓腔装置后对儿童的生长有长期影响。

1. 皮下药物外渗

（1）物理操作：局部用热水袋热敷，水温约50℃，每次10～15分钟，并抬高患肢。

（2）药物干预：症状严重时，用硫酸镁或山莨菪碱溶液湿敷，必要时局部封闭处理。

2. 骨髓炎

（1）早期局部出现红肿热痛，给予广谱抗菌药物治疗，局部可以用消肿镇痛药物外敷。

（2）如果骨髓炎已经化脓，可以穿刺引流骨髓腔内脓液，并向骨髓腔内注入抗菌药物治疗。

3. 胫骨骨折

（1）一般骨髓腔穿刺引起的胫骨骨折均不严重，多为裂纹状骨折，可保守治疗，如石膏固定等。

（2）如有粉碎性骨折或明显骨折移位，则需手术内固定治疗。

4. 脂肪栓塞

（1）循环支持：若发生休克，需积极抗休克治疗。休克可诱发和加重脂肪栓塞发生发展。轻症无休克患者，可使用烟酸注射液，降低骨折创伤后的高脂血症，抑制脂肪分解，减缓脂肪进入血液的速度，从而缓解脂肪栓塞症状。

（2）呼吸支持：轻症患者可通过鼻导管或面罩给氧，重症患者应迅速建立人工气道，给予机械通气治疗。

本节练习题

【单选题】

1. 骨髓腔穿刺输液成人穿刺点，错误的是（   ）

A. 肱骨近端

B. 股骨远端

C. 胫骨近端

D. 胫骨远端

2. 以下说法正确的是（   ）

A. 留置针刺入皮肤的同时扣动扳机

B. 肱骨置入EZ-IO套针后手臂不能外展超过90°

C. 驱动钻可以通过高压灭菌进行消毒

D. 可以通过骨髓腔输注化疗药物

3. EZ-IO穿刺针长度，粉色、蓝色、黄色分别为（   ）

A. 15、25、35mm

B. 35、25、15mm

C. 45、25、15mm

D. 15、25、45mm

4. 骨髓腔穿刺输液驱动方式不包括（   ）

A. 冲击加压

B. 手动加压

C. 电动

D. 遥控

5. 骨髓腔输液通路持续使用时间为（   ）

A. 6小时

B. 12小时

C. 48小时

D. 不超过24小时

6. 骨髓腔内输液速度（   ）

A. 15～20ml/min

B. 10～20ml/min

C. 6～20ml/min

D. 20～30ml/min

7. 关于骨髓腔输液通路流速与加压输液错误的是（　　）

A. 快速扩充血容量需要输注晶体液或黏性药物时，可采用输液泵、加压袋或手动推注的方式加压输注

B. 加压输液，建议成人压力为300mmHg（1mmHg＝0.133kPa），儿童压力为150mmHg

C. 骨髓腔通路输液速度可以满足容量复苏需求，必要时开通多重骨髓腔通路

D. 每次给药或输液前后均应使用10～20ml生理盐水冲洗骨内套管

8. 骨髓穿刺穿刺针选择错误的是（　　）

A. 电驱动装置：体重3～39kg的患者建议采用15mm（粉色）穿刺针，40kg及以上且皮下组织正常的患者采用25mm（蓝色）穿刺针，40kg及以上且皮下组织过多的患者采用45mm（黄色）穿刺针

B. 冲击驱动装置：15G穿刺针（蓝色套管）适合12岁以上的患者；18G穿刺针（红色套管）适合新生儿期至12岁的患儿

C. 冲击驱动设备，用于手动加压将骨内导管（14G，长度为155mm）插入12岁及以上患者的胸骨柄内6mm处

D. 普通成人静脉输液穿刺针

【多选题】

9. 骨髓腔输液通路的禁忌证有（　　）

A. 穿刺部位骨的完整性受到破坏

B. 穿刺部位存在明确或可疑的感染

C. 穿刺部位骨的血供或回流受到明显影响

D. 成骨不全或骨质疏松等严重骨病的患者

10. 骨髓腔输液通路常见并发症有（　　）

A. 皮下药物外渗

B. 骨髓炎

C. 胫骨骨折

D. 脂肪栓塞

第六节　现场心肺复苏术

一、目的

心肺复苏（cardio pulmonary resuscitation，CPR）是指针对心搏骤停所采取的紧急医疗措施，以心脏按压形成暂时的人工循环，以人工呼吸替代患者的自主呼吸。

现场心肺复苏术又称基础生命支持（basic life support，BLS），是心搏骤停后第

一时间开始抢救患者生命的基本急救措施，目的是迅速建立有效的人工循环，给脑组织及其他重要脏器以氧合的血液而使其得到保护，其主要措施包括重建循环、通畅气道、重建呼吸和除颤，简称CABD（circulation support，airway control，breathing support，defibrillation）。心肺复苏成功的关键是尽早识别心搏骤停和启动急诊医疗服务体系（emergency medical service system，EMSS），尽早行CPR和早期电除颤。

二、适应证

各种原因导致的心搏呼吸骤停。

（一）心脏病变

冠心病、心肌梗死、心肌病、风湿性心脏病及各种心瓣膜病、先天性心脏病、严重心律失常、心力衰竭、细菌性心内膜炎、心脏肿瘤、大动脉瘤破裂等。

（二）非心脏病变

1. 严重缺氧。

2. 各种原因引起的休克。

3. 严重创伤。

4. 颅内疾病。

5. 严重电解质及酸碱平衡失调。

6. 突发意外事件，如电击伤、溺水。

7. 麻醉、手术及医疗意外。

三、禁忌证

一般无。

四、操作前准备

确定现场周围环境安全。

五、操作步骤

1. 判断意识丧失　判断有无意识丧失的口诀为"一看二拍三呼唤"，即看患者面色有无血色，是否苍白或青紫，立即轻拍患者肩膀，并大声呼喊"喂！您怎么了？您还好吗？"，如无反应（无回答、无活动），则为意识丧失。

2. 判断有无大动脉搏动　专业人员在判断患者意识丧失的同时还应判断患者有无大动脉搏动，判断有无大动脉搏动的口诀为"一看二切三触摸"，即看患者瞳孔有无扩大，用一手掌的小鱼际部轻切患者额部，另一手的示指和中指找到甲状软骨，将示指和中指滑到急救人员一侧的甲状软骨和胸锁乳突肌之间的沟内，触摸颈动脉，感觉有无大动脉搏动，时间不要超过10秒。

3. 启动EMSS　专业人员应立即开始CPR，并大声呼救，呼叫紧急复苏小组和团队并获得除颤仪，或指定周围人打电话呼叫120启动EMSS。

4. 放置复苏体位　把患者放在硬地板或床板上，如为软床，身下应放一木板，以保证按压有效，但不要为了找木板而延误抢救时间。去枕平卧，摆正体位，使头颈躯体位于一条直线上，解开患者的上衣，暴露胸部。

5. 胸外心脏按压

（1）按压者位置：急救人员通常位于患者的右侧。

（2）按压部位：两乳头连线中点的胸骨上（胸骨中下1/3处）。

（3）按压方法：用左手掌根紧贴患者的胸部，两手重叠，左手五指翘起，双臂伸直，用上身力量垂直下压30次。

（4）按压深度：按压深度5～6cm。在每次按压时，确保能垂直按压患者的胸骨。

（5）按压频率：100～120次/分。

（6）按压间隔：压松相等，比为1：1；间隙期不加压。

（7）按压连贯：按压中尽量减少中断。

（8）按压周期：在30次内，保持双手位置固定。

（9）按压比例：按压：通气＝30：2。

（10）胸廓回弹：每次按压结束后，确保胸廓完全回弹，胸部按压和胸部回弹时间大致相同（胸廓回弹时，手不能离开胸壁）。

（11）儿童心脏按压标准：按压部位和按压频率与成人相同，但按压深度为4～5cm，动作要平稳，不可用力过猛。如胸外心脏按压的对象是婴儿，其操作与成人及儿童有一定区别。婴儿的按压部位在胸骨上两乳头连线与胸骨中线交点下一横指，抢救者用中指和环指按压，按压深度为胸廓厚度的1/3，按压频率100～120次/分。

6. 清除口腔分泌物　去枕平卧头偏向一侧，清除口鼻内的异物和分泌物，取下义齿。

7. 开放气道

（1）仰头抬颌法：适用于无颈部损伤者。急救人员将一只手的手掌尺侧置于患者的前额，然后用手掌向后推动前额，使头部后仰。将另一只手的示指、中指、环指置于下颌下方，提起下颌，上抬颌骨，使患者下颌、耳垂连线与地面垂直。

（2）托下颌法：适用于头颈部损伤者。急救人员将双手分别置于患者的头部两侧，将双肘置于患者仰卧的平面上。将双手的示指、中指、环指分别置于患者的下颌角下方并用双手提起下颌，使下颌前移。如果患者双唇紧闭，急救人员用双手的拇指推开下唇，使口张开。

8. 人工呼吸　常用口对口人工呼吸和口对面罩人工呼吸。

（1）口对口人工呼吸：在患者口鼻部盖1～2层纱布或隔离膜，用拇指和示指紧捏患者鼻孔（使用患者前额的手），急救人员深吸气后用口唇把患者的口全罩住，成密封状，缓慢向患者口内吹气，吹起的同时用眼睛余光观察患者胸部，每次吹气时间持续1秒以上，频率10～12次/分。如果2次人工呼吸后，仍无法对患者进行通气，应迅速恢复胸外按压。

（2）口对面罩人工呼吸：急救人员位于患者的一侧，以鼻梁作为参照，把面罩放在患者口鼻部，急救人员用仰头抬颌法开放气道，将靠近患者头顶的拇指和示指放在面罩的边缘，将另一手的拇指放在面罩下缘，使用面罩封住患者口鼻。将另一只手的其余手指放在下颌骨缘并提起下颌，以开放气道。当提起下颌时，用力按住面罩的外缘，使面罩外缘密封于面部。缓慢吹气，吹气的同时用眼余光观察患者胸部，每次吹气时间持续1秒以上，频率10～12次/分。如果2次人工呼吸后，仍无法对患者进行通气，应迅速恢复胸外按压。

9. 尽早施行电除颤　除颤仪有显著标识的1、2、3按钮，分别按顺序选择能量、充电和放电。放电前注意提醒他人和自己，避免接触患者意外触电。除颤一次后立即恢复胸外心脏按压，减少因除颤导致的按压中断。

10. 终止心肺复苏　有下列情况之一可终止心肺复苏：①患者自主呼吸及脉搏恢复。②有他人或专业急救人员到达现场。③确定患者死亡。

六、注意事项

（一）高质量的心肺复苏要点

1. 胸外按压必须与人工呼吸同步进行。

2. 胸外按压力量不宜过大，动作不宜过猛，以免造成肋骨骨折，但按压力量也不宜过小，以免按压无效。

3. 按压放松时急救人员的手掌不能离开胸壁，尽量减少按压中断。

4. 仰头提颌时注意不要用力按压颌骨下的软组织，以免阻塞气道，不要使用拇指提起颌骨，不要完全封闭患者的口。

5. 给予人工呼吸时应使用带防护装置的面罩，可阻止患者呼出的气体、血液和体液进入急救人员的口腔。

6. 患者头部应适当放低以避免按压时呕吐物反流至气管，也可防止因头部高于心脏水平而影响血流。

7. 按压期间密切观察病情，判断效果。

（二）复苏有效指标

1. 面色、口唇由苍白、青紫转为红润。

2. 双侧瞳孔由大变小，对光反射恢复。

3. 恢复自主呼吸和脉搏跳动。

4. 患者有知觉、有反应及呻吟，身体出现无意识的挣扎动作。

5. 肱动脉收缩压≥60mmHg。

（三）心肺复苏成功的关键

1. 尽早识别心搏骤停和启动EMSS。

2. 尽早CPR。

3. 尽早电除颤。

本节练习题

【单选题】

1. 以下何种患者不可行口对口人工呼吸（   ）

A．吞服剧毒毒物者

B．溺水

C．一氧化碳中毒

D．电击伤

2. 人工呼吸时急救人员深吸气后用口唇把患者的口全罩住，成密封状，缓慢向患者口内吹气，吹起的同时用眼余光观察患者胸部，每次吹气时间持续（   ）以上

A．1s

B．2s

C．3s

D．4s

3. 压额提颌法是将一只手的手掌尺侧置于患者的前额，然后用手掌向后推动前额，使头部后仰。将另一只手的示指、中指、环指置于颌骨附近的下颌下方，提起下颌，上抬颌骨，使下颌骨与地面呈（   ）

A．30°

B．45°

C．60°

D．90°

4. 成人胸外心脏按压应使胸骨下陷（   ）

A．4～5cm

B．5～6cm

C．7～8cm

D．9～10cm

5. 心肺复苏法时，胸外心脏按压与口对口呼吸法之比为（   ）

A．5 : 1

B．10 : 2

C．15 : 2

D．30 : 2

6. 人工呼吸法时每分钟要进行（   ）次

A．5～10次

B．10～12次

C．16～20次

D．20～24次

7. 胸外心脏按压的频率为每分钟（　　）

A．50 ～ 60次

B．60 ～ 80次

C．80 ～ 100次

D．100 ～ 120次

【多选题】

8. 以下哪些是心搏骤停的常见原因（　　）

A．心肌梗死

B．严重缺氧

C．休克

D．严重创伤

9. 以下哪些是心肺复苏有效的指标（　　）

A．面色口唇转红润

B．瞳孔由小变大

C．恢复自主呼吸

D．脉搏跳动

10. 以下哪些是终止心肺复苏的指征（　　）

A．自主呼吸恢复

B．脉搏恢复

C．有他人或专业急救人员到达现场

D．确定患者死亡

第二章

创伤急救基本技术

创伤的现场急救是抢救患者生命、保护受伤肢体的重要措施之一。医护人员必须熟练掌握止血、包扎、固定、搬运四项创伤急救基本技术。抢救患者生命是急救的首要任务，包括心跳呼吸骤停的抢救及抗休克。创伤急救基本技术的前提是在患者生命体征平稳的情况下，先止血、包扎，再行妥善固定，最后采用正确的搬运方法及时转送医院。

第一节　止血和包扎

一、目的

止血和包扎是现场急救的基本技术，不仅可以减轻患者的痛苦，减少并发症和后遗症的发生率，甚至可以挽救患者的生命。出血是导致灾难事故现场患者死亡的主要原因，而多数出血症状在获得确切止血后是可以避免患者死亡的。止血、包扎的主要目的是减少伤口感染机会，固定敷料，减少出血与渗出，保护伤口和重要组织，为伤口愈合创造良好的条件。颅骨骨折脑组织向外膨出或腹部开裂肠外露者，除消毒纱布敷盖外，环周用纱布圈套住或用干净碗扣住，然后再包扎。

二、适应证

开放性损伤及出血。

三、禁忌证

无禁忌证。

四、操作前准备

1. 患者初步评估　操作者需排除周围险情，将患者移到安全的区域后进行止血操作。操作者戴好帽子、口罩，七步洗手法消毒手部。核对患者信息，询问出血原因，告知患者即将进行止血、包扎操作，解释操作的必要性、过程及相关风险，取得知情同意与配合（清醒患者）。测量患者的生命体征，判断患者有无休克征象，是否需要先行补液抗休克治疗。

2. 寻找出血位置，选择止血方法　询问患者受伤部位（清醒患者），检查患者全身，寻找出血点，体格检查时注意不要对患者造成二次伤害。根据出血的位置、大小、出血情况，选择合适的止血方法。

五、操作步骤

（一）止血

1. 直接压迫止血法　操作者以大块敷料直接用力按压开放伤口以达到止血目的。此法仅为临时措施，需要及时改为加压包扎止血等方法。

2. 指压止血法　手指按压近心端的动脉，阻断动脉血运，可有效达到快速止血的目的。指压止血法用于出血量大的伤口。需准确掌握动脉压迫点；压迫力量要适中，以远端不出血为准；压迫10～15分钟，仅是短暂急救止血；保持伤处抬高。

（1）颅顶部出血：用拇指压住单侧或双侧耳屏前一指宽处的颞浅动脉即可止血。

（2）面部出血：用手指按压面动脉，位置在咬肌前缘与下颌骨下缘交点凹陷处。

（3）头颈部出血：操作者站在患者后面，一手拇指置于患者颈后，四指在颈前压迫气管旁边的颈总动脉，可以止住头颈、口喉部出血。但时间不能太长，否则因交感神经受压和脑部供血不足，会出现头晕、脉搏减慢、血压下降，甚至心搏停止。

（4）肩和上肢出血：用拇指按压在锁骨上窝、胸锁乳突肌下端后缘。将锁骨下动脉向内下方向按压在第1肋骨上，即可止血。

（5）上肢出血：肱动脉位于上臂中段内侧，位置很深。前臂出血时，用拇指按压肱动脉即可止血。

（6）手部出血：桡、尺动脉在腕部掌面两侧。腕及手出血时，要同时按压桡、尺动脉方可止血。

（7）下肢出血：在腹股沟韧带中点偏内侧下方可摸到股动脉搏动。用拳头或掌根向外上方压迫，用于下肢大出血。股动脉在腹股沟处位置表浅，该处损伤时出血量大，要用双手拇指同时压迫出血点，压迫时间也要延长。如果转运时间长时可试行加压包扎。足部出血，应同时按住位于踝部或足背正中的足背动脉和在内踝与跟骨之间的胫后动脉。

3. 止血带止血法　四肢有大血管损伤，或伤口大、出血量多时，采用以上止血方法仍不能止血，方可选用止血带止血法。止血带以富有弹性的橡皮管为佳，也可用布带、腰带、绷带等代替。皮肤与止血带之间要用绷带、布块或衣袖衬垫，取止血带中间一段适当拉紧拉长，绕肢体2～3圈，使橡皮带末端压在紧缠的橡皮带上即可。

（二）包扎

1. 绷带包扎

（1）环形包扎法：主要适用于单耳、单眼或腕部的包扎，是一种最简单的绷带包扎法。具体操作法是在包扎部位原处作环形缠绕即可。

（2）螺旋形包扎法：主要适用于上臂、大腿、躯干、手指等的包扎。操作方法为先作两周环形包扎，再作螺旋状缠绕，后一周压住前一周的1/3～1/2。

（3）螺旋反折包扎法：适用于粗细变化较大的下肢，先环形包扎两周后从下向上螺旋缠绕，每绕至前面时向下反折。

（4）8字形包扎法：主要适用于锁骨骨折外固定，肩、肘、髋、膝、踝、腕及手背、足背的包扎。具体操作方法是按8字形式且按正确的书写顺序交叉缠绕包扎，简便易行。

（5）回返包扎（帽式包扎）法：主要适用于头部外伤或颅脑手术后及肢体残端的包扎。具体操作方法是用两根绷带，一根绷带先缠绕头的额、枕部，作几周环形固定，另外一根的始端被第一根压住，从头顶部向两侧反折包没头顶。注意每当反折时均要被另一根绷带压紧。

2. 三角巾包扎

（1）头顶帽式包扎法：主要适用于头顶部外伤的患者。具体包法是将三角巾底边齐眉，其顶角向后盖头上，两底角经两耳上缘向后拉，在头后部压住顶角，顶角平折后压置一底角内，然后把两底角左右交叉绕至前额打结。如遇头顶部外伤，有脑组织从伤口向外膨出时，忌压迫包扎，可用大块消毒纱布盖好，然后用纱布卷成保护圈，不要让脑组织越过此圈，再用三角巾包扎。

（2）肩部三角巾包扎法（单肩燕尾式）：把三角巾一底角斜放在胸前对侧腋下，将三角巾顶角盖住后肩部，用顶角系带在上臂三角肌处固定，再把另一个底角上翻后拉，在腋下两角打结。

（3）胸部三角巾包扎法：将三角巾放在胸前，顶角经肩部绕向后，另两角各从左右横绕向后，三角在背部打结。若包扎背部，则反之。此法易掌握，使用方便、快捷，但不能加压，否则易影响呼吸运动。

（4）腹部三角巾包扎法：较适用于下腹部的伤口包扎。如用于中上腹部伤口的包扎，因为三角巾顶角过短，绕过会阴部到臀部与三角巾的边角打结时过紧，所以要连接一段绷带后再打结。具体做法是把三角巾底线高置于腹部伤口上端，两边角后绕于腰背或臀部打结，顶角绕过会阴向后上拉与腰背或臀部之结相连。

（5）足部三角巾包扎法：主要适用于足部较广泛的不规则外伤。具体做法是把患足置于三角巾上，顶角向上包埋覆盖患足，左右两角相互交叉向后，再往前绕于前方打结。优点是操作简单，可妥善覆盖创面及加压包扎而起止血作用。

六、注意事项及并发症处理

1. 上止血带的部位要正确，上肢在上臂的上1/3处，下肢在大腿的中上部。

2. 上止血带的部位要有衬垫，松紧适度。

3. 记录上止血带的时间，每隔1小时要放松10分钟。其间要用指压止血法、直接压迫止血法以减少出血。再次应用时必须改变止血带的放置位置。

4. 布料止血带止血仅限于在没有上述止血带的紧急情况时临时使用。因布料止血带没有弹性，很难真正达到止血目的，如果过紧会造成肢体损伤或缺血坏死，因此，仅可谨慎短时间使用。禁忌用铁丝、绳索、电线等当作止血带使用。

5. 包扎时应注意做到"五不原则"。①不触：不要接触伤口。②不冲：除有毒化学剂或放射性沾染伤口，不要冲洗伤口。③不取：不要取出伤口内弹片或其他异物。④不揭：不要揭下黏附于伤口的衣物碎片。⑤不送：不要送回脱出体外的内脏。

6. 包扎不能过紧或过松，包扎过紧有可能产生压疮及水疱，严重者甚至导致肢体缺血坏死。包扎后密切观察局部肿胀、血运、颜色等，及时调整包扎松紧度。

第二节 固 定

一、目的

对现场骨折、肌腱韧带扭伤或断裂的患者临时固定。一般情况下，现场不对骨折做整复。

二、适应证

骨折、肌腱韧带扭伤或断裂的患者。任何怀疑有骨折者，均应按骨折处理。

三、禁忌证

无。

四、操作前准备

1. 物品准备 急救固定材料要便于透视、摄片、检查、观察伤部，包括夹板、绷带、纱布、棉垫、三角巾或简易材料（树枝、木棍等）。

2. 医生准备 明确适应证，评估现场环境，患者意识状态、生命体征、肢体损伤情况。做好自身防护，告知患者救护人员身份，安抚患者的情绪，获得其信任和配合。

3. 患者准备 清醒患者应取得其知情同意，并配合医生的指导调整体位。

五、操作步骤

1. 上肢骨折外固定

（1）前臂（尺、桡骨）骨折外固定：手臂屈肘90°，两块夹板（紧急情况下可用木板、竹板、书本等替代）分别放在掌侧和背侧固定伤处，若只有一块夹板，则放于背侧，棉垫衬于夹板内面，用绷带或三角巾（紧急情况下可用手帕、布条等替代）叠成带状，在骨折的上端、下端分别绑扎固定，然后用三角巾或腰带将前臂悬吊于胸前。若无夹板固定，则先用三角巾将患肢悬吊于胸前，然后用三角巾将患肢固定于胸廓。

（2）上臂（肱骨）骨折外固定：手臂屈肘90°，用两块夹板固定伤处，分别放在上臂内、外侧，若只有一块夹板，则放在上臂外侧，加棉垫衬于夹板内面，用两条布带分别绑扎固定骨折的上端、下端。再用三角巾或腰带将前臂悬吊于胸前，最后用一条三角巾叠成带状分别经胸背于健侧腋下打结，将患肢固定于胸壁。若无夹板固定，可用三角巾先将患肢固定于胸廓，然后用三角巾将患肢悬吊于胸前。

2. 下肢骨折外固定

（1）大腿（股骨）骨折外固定：患者仰卧，将伤腿伸直，用两块夹板分别放在大腿内、外侧以固定，若只有一块夹板，则放在伤腿外侧。内侧夹板长度为上至大腿根部，下过足跟；外侧夹板长度为上至腋窝，下过足跟。关节处及空隙部位均放置衬垫，再用7条三角巾或布条先将骨折部位的上、下两端固定，然后分别绑扎固定腋下、腰部、髋部、小腿，最后足踝部用三角巾8字形固定，使足部与小腿成直角。

（2）小腿（胫、腓骨）骨折外固定：患者仰卧，将伤腿伸直，夹板长度上过膝关节固定至大腿根部或髋部，下过足跟，两块夹板分别放在小腿内、外侧，若只有一块夹板，则放在伤腿外侧。关节处及空隙部位均放置衬垫，再用5条三角巾或布带先将骨折部位的上、下两端固定，然后分别固定大腿或髋部、膝，最后足踝部用三角巾8字形固定，使足部与小腿成直角。

（3）无夹板健肢固定：患者仰卧，伤腿伸直，健肢靠近伤肢，双下肢并列，两足对齐。在关节处与空隙部位之间放置衬垫，用5条三角巾或布条将两腿固定在一起，先固定骨折部位的上、下两端，然后分别固定大腿或小腿、膝，最后足踝部用三角巾8字形固定，使足部与小腿成直角。

六、注意事项及并发症处理

1. 凡有或可疑骨折的患者，均应妥善固定。

2. 夹板等固定材料不要与肢体皮肤直接接触，要用棉垫、衣物等柔软物垫好，以防软组织损伤，尤其是关节、骨突部位及夹板两端。

3. 夹板长度要超过骨折部位上、下两个关节，以限制活动，防止再次损伤。

4. 指尖或趾尖要暴露在外，以便观察末梢血液循环情况。如有苍白、发冷、麻木等表现，应立即松开并重新固定，以免造成肢体缺血、坏死。

5. 开放性骨折断端外露，不可拉动，不要将其还纳至伤口内。现场不要冲洗伤口或使用外用药物，必须先进行止血、包扎，再进行骨折固定。

6. 四肢骨折固定时，应先固定骨折近端，后固定骨折远端。骨折上、下两端的关节均必须固定，绷带、三角巾忌绑扎在骨折处。

7. 救护人员固定前应对现场的安全进行评估，若现场环境不安全，应将患者搬运至安全区域后再固定。

8. 对于长骨伤、大关节伤、肢体挤压伤和大块软组织损伤，用夹板固定，也可因地制宜、就地取材，做临时性固定或借助躯干健肢固定。

9. 扎绑束带用力均匀，松紧适度，以在夹板上、下移动1cm为宜。

10. 不科学的骨折外固定会加重损伤，甚至造成二次损伤。

第三节 搬 运

一、目的

搬运的目的是将患者及时、迅速、安全地搬离事故现场，避免伤情加重，并迅速送往医院接受进一步救治。

二、适应证

1. 经止血、包扎、固定处理后，需进一步进行专业处理的患者。

2. 患者所在环境有危险，如可能发生爆炸、燃烧、化学毒性损伤、交通事故二次伤害等，应将其迅速搬运至安全处。

三、禁忌证

无绝对禁忌证。

四、操作前准备

1. 医患沟通 如患者清醒，向患者告知搬运目的。

2. 救护者准备 根据患者病情，协助患者保持相应体位。

3. 物品准备　必要的急救设备和药品，选用合适的搬运工具。

五、操作步骤

1. 徒手搬运法　主要有5种方法。

（1）扶行法：适用于清醒、无骨折、伤势不重、能自己行走的患者。

（2）背负法：适用于老幼、体轻、清醒的患者。

（3）拖行法：适用于体重较大，现场非常危险需立即离开的患者。拖行时不要弯曲或旋转患者的颈部和背部。

（4）轿杠式法：适用于清醒的患者。

（5）双人拉车式法：适用于意识不清的患者。

2. 器械搬运法　主要用各种担架对患者进行搬运。方便、省力，适用于病情较重且不宜徒手搬运、转送路途较远的患者。常用的担架有普通担架、四轮担架、铲式担架、帆布折叠式担架等。各种不同的担架适用于不同的患者搬运，如帆布折叠式担架不宜搬运脊柱损伤者。一般情况下，搬动担架需要急救人员2～4人，将患者水平托起，平稳放在担架上，足在前，头在后，以便观察。抬担架的步调、行动要一致，平稳行进，向高处抬时（如过台阶），前面的人要放低，后面的人要抬高，以使患者保持在水平状态，下台阶时则相反。放担架时，应先放足侧，后放头侧。搬运担架时应注意观察患者的生命指征，如神志、呼吸、脉搏有无变化，一旦出现异常应立即停下搬运进行抢救。转运时要固定好担架，防止车启动、刹车时患者发生碰伤。

六、注意事项及并发症处理

1. 急救人员应根据患者的伤势，必须在原地检伤、包扎止血及简单固定后再搬运。搬运过程中应严密观察患者的生命体征，维持呼吸通畅，防止窒息，注意保暖。

2. 注意各部位损伤搬运要求

（1）颈椎骨折患者的搬运：颈椎损伤应由专人牵引患者头部，颈下须垫一小软垫，使头部与身体成一水平位置，颈部两侧用棉垫固定或使用颈托，肩部略垫高，防止头部左右扭转和前屈、后伸。

（2）胸、腰椎骨折患者的搬运：急救人员分别托扶患者头、肩、臀和下肢，动作一致地把患者抬到或翻到担架上，使患者取俯卧位，胸上部稍垫高，注意取出患者衣袋内的硬物品，将患者固定在担架上。

（3）开放性气胸患者的搬运：首先用敷料严密地堵塞伤口，搬运时患者应采取半卧位并斜向伤侧。

（4）颅脑损伤患者的搬运：保持呼吸道通畅，头部两侧应用棉垫或其他物品固定，防止摇动。

（5）颌面伤患者的搬运：患者应采取健侧卧位或俯卧位，便于口内血液和分泌液向外流，保持呼吸道通畅，防止窒息。

第四节 清 创

一、目的

清创是使用外科手术操作，对新鲜开放伤口进行清洗去污、清除异物、切除失活组织、缝合等，尽可能减少伤口污染，甚至使其转为清洁伤口，达到一期缝合，利于受伤部位形态和功能恢复。

二、适应证

1. 开放性伤口，伤后6～8小时内。

2. 污染较轻，不超过24小时的伤口。

3. 头面部伤口一般24～48小时内争取清创后一期缝合。

4. 对于出现并发症的伤口（如出现脂肪液化或感染）进行二次手术处理时也要进行清创操作。

三、禁忌证

1. 超过24小时、污染严重的伤口。

2. 有活动性出血、休克昏迷的患者，必须首先进行有效的抢救措施，待病情稳定后，不失时机地进行清创。

四、操作前准备

（一）操作者准备及患者评估

1. 操作者戴好帽子、口罩，七步洗手法消毒手部。

2. 核对患者信息，询问相关病史及检查报告，综合评估病情，如有严重的颅脑、胸部、腹部损伤，明显的活动出血，或已经出现休克迹象，需及时采取相应的综合治疗措施。

3. 清醒患者需告知其即将进行清创操作，解释操作的必要性、过程及相关风险，排除相关禁忌证，签署知情同意书。若患者已经昏迷，需向其家属解释并征得家属签字同意。

4. 测量患者的生命体征，完善患者术前检查，进一步核实手术指征。

（二）物品及环境准备

1. 环境准备　环境清洁、安静，光线充足，温度适宜，注意保护患者隐私。

2. 物品准备　准备无菌清洁包（内有无菌换药碗、数个无菌软毛刷），清创包（内有无菌弯盘1个、刀片及刀柄1套、直血管钳数把、弯血管钳数把、线剪1把、组织剪1把、无齿镊1把、有齿镊1把、拉钩2把、无菌洞巾2个），5ml注射器1支，2%利多卡因1支，无菌纱布若干，无菌棉球若干，碘伏，生理盐水，凡士林纱条1个，无菌手套若干。

五、操作步骤

1. 伤口周围皮肤清洁 操作者佩戴无菌手套，用无菌纱布覆盖住伤口，伤口周围若毛发较多，需剃去（范围至少距离伤口边缘5cm）。助手将肥皂水倒入无菌换药碗，操作者使用无菌软毛刷蘸取肥皂水并刷洗伤口周围皮肤，用大量生理盐水冲洗后，更换无菌纱布覆盖，更换无菌手套、无菌软毛刷，再次用肥皂水刷洗并用生理盐水冲洗，反复2～3次。注意勿使冲洗液流入伤口。

2. 伤口清洁

（1）揭去覆盖伤口的无菌纱布，操作者再次佩戴无菌手套，助手用无菌生理盐水冲洗伤口，冲洗过程中操作者用无菌纱布轻轻擦去伤口内的污物和异物。助手用3%过氧化氢溶液冲洗伤口，待伤口呈现泡沫后，再用无菌生理盐水冲净。

（2）无菌纱布擦干，操作者脱掉手套，准备消毒、铺巾。用碘伏消毒伤口，根据伤口类型选择消毒方式。清洁伤口由内向外消毒，污染伤口由外向内消毒。消毒共3遍，后一遍消毒范围略小于前一遍。铺无菌单或无菌洞巾，准备手术。

3. 伤口清创及修复

（1）操作者按常规洗手，穿手术衣，戴无菌手套。双向核对2%利多卡因后局部麻醉伤口（注意麻药不要误入血管）。

（2）依解剖层次由浅入深，仔细探查，识别组织活力，检查有无血管、神经、肌腱与骨骼损伤。若有较大的出血点，应予以止血（若四肢创面有较大出血，可使用止血带止血，注意需要垫上衬垫，并记录止血带压力及时间）。

（3）对于不整齐、有血供的皮肤，可沿伤口边缘剪除1～2mm并予以修整，彻底清除污染。对于失去活力、不出血的皮下组织，切除至正常出血的、有活力的组织。对于撕脱的皮瓣，应彻底切除皮下组织，仅保留皮肤后行全厚植皮以覆盖创面。

（4）充分显露创口内的腔隙，必要时切除切口周围皮肤及组织，暴露后彻底清除存留于腔隙中的异物和血肿。应彻底切除肌肉组织的坏死部位，直至为有活力的肌肉组织（有出血，刺激后有收缩反应）。损伤的肌腱应在清除后予以缝合。重要血管需要行血管吻合术。受损的小血管可予以结扎。断裂的神经力争一期缝合修复，如有缺损可游离远近端使其靠拢后缝合。污染的骨折端需清洗并去除严重污染部分。

（5）再次用无菌生理盐水冲洗伤口，3%过氧化氢溶液冲洗伤口，待伤口呈现泡沫后，用无菌生理盐水冲净。更换手术器械、手套，伤口周围再铺一层无菌巾。

4. 伤口缝合或引流，包扎 对于污染较轻、清创及时（伤后6～8小时以内）的伤口，可以直接一期缝合。否则，应先行引流术，择期缝合。

（1）伤口缝合：逐层缝合。用圆针缝合皮下组织及筋膜层，再次消毒伤口周围，换用三角针间断缝合皮肤。注意缝合过程中不要留有无效腔，缝皮结束后对皮。缝合完成后再次消毒伤口周围，覆盖无菌敷料。

（2）伤口引流：再次消毒伤口周围，将凡士林纱条塞入伤口内，尽量将伤口填满，切勿塞入过多，恰好能充满为宜，将多出部分的凡士林纱条剪掉，稍留出一部分用以引流，记录放置引流物的数量。用无菌纱布覆盖，胶布固定，为了防止渗液较多，故应多盖几层敷料，条件允许时，盖上无菌纱布后可用大纱垫覆盖而后固定包扎。

六、注意事项及并发症处理

1. 复查生命体征，交代注意事项。注意事项：操作已完成，谢谢患者配合；嘱休息30分钟，无不适后方可离开；定期换药，若敷料渗透则需立即换药；引流部位不要碰水；酌情合理使用抗菌药物，注射破伤风抗毒素；有不适时立刻就诊。若患者合并其他损伤，情况较重，嘱患者不要离开，需进一步诊疗。若合并头颅外伤，应在受伤24小时后复查头颅CT。

2. 并发症处理

（1）体液和营养代谢失衡：及时发现病情变化，必要时输血，补液，维持水电解质平衡。

（2）感染：伤口感染时，可再次清创，或拆线引流，同时给予抗菌药物治疗。

（3）伤肢坏死或功能障碍：尽早寻找伤肢坏死或功能障碍原因，解除肢体压迫、吻合血管、血管再通、解除血管痉挛等。患肢早期功能锻炼。

本章练习题

【单选题】

1. 现场急救的四项技术是指（　　）

A. 清创、包扎、固定、搬运

B. 无菌清创、包扎、固定

C. 止血、包扎、固定、搬运

D. 止血、清创、固定、搬运

2. 创伤包扎的范围要求超过伤口周围（　　）

A. 1～2cm

B. 3～6cm

C. 5～10cm

D. 10～15cm

3. 下列哪项不是创伤包扎的目的（　　）

A. 使伤口与外界环境隔离，以减少污染机会

B. 镇痛，缓解患者紧张情绪

C. 加压包扎可用以止血

D. 脱出的内脏纳回伤口再包扎，以免内脏暴露在外加重损伤

4. 肘部、踝部和其他关节处伤口用（　　）

A. 8字形包扎法

B. 螺旋形包扎法

C．回返包扎法

D．环形包扎法

5．指压止血部位不包括（ ）

A．桡动脉

B．股动脉

C．肱动脉

D．双侧颈动脉

6．头部或断肢伤口宜用的包扎方法是（ ）

A．8字形包扎法

B．螺旋形包扎法

C．回返包扎法

D．环形包扎法

7．以下物品中不能用作止血带的是（ ）

A．铁丝

B．领带

C．毛巾

D．三角巾

8．清创术中一期缝合适用于（ ）

A．不超过8小时的切割伤

B．超过12小时的切割伤

C．污染挫伤严重，超过24小时的伤口

D．出现感染的伤口

E．头面部不超过24小时的伤口

9．头部创伤患者必须遵循的外科处理原则为（ ）

A．头皮下出血点必须一一结扎

B．清创术应争取在8小时内进行，一般不得超过24小时

C．伤口一律全层缝合

D．大块的头皮损伤只能留作二期处理

10．外科清创术的原则应除外（ ）

A．彻底清除创口污物及异物

B．创面止血

C．切除失活组织

D．一期缝合伤口

E．伤口内置合适引流物

11．对严重开放性骨折清创时，下列哪项是错误的做法（ ）

A．大量自来水冲洗伤口

B．不使用止血带

C. 彻底切除无活力的组织

D. 彻底去掉碎骨块

E. 旋转皮瓣闭合创面

12. 受伤达12小时的严重污染伤口，应采取的措施为（　　）

A. 清创及一期缝合

B. 清创及延期缝合

C. 清创后不予缝合

D. 无须清创

E. 继续观察到24小时，根据伤口情况再行处理

13. 下列哪项不适合立即行清创治疗（　　）

A. 不超过24小时的轻度污染伤口

B. 受伤24～48小时的头面部伤口

C. 有活动性出血、休克的患者

D. 受伤6～8小时的新鲜伤口

E. 患者没钱缴纳医疗费用

14. 下列哪种情况无须放置引流（　　）

A. 伤口表浅

B. 污染严重的伤口

C. 有死腔的伤口

D. 血肿、损伤范围大且重的伤口

E. 伤口创面渗血较多

【多选题】

15. 现场止血的方法有（　　）

A. 直接压迫止血法

B. 动脉行径按压法

C. 压迫包扎法

D. 填塞法

E. 止血带止血法

16. 绷带包扎法包括（　　）

A. 环形绷带法

B. S形包扎法

C. 螺旋包扎法

D. 螺旋反折包扎法

E. 8字形包扎法

17. 关于搬运的原则，以下说法正确的是（　　）

A. 必须在原地检伤

B. 呼吸心搏骤停者，应先行复苏术，然后再搬运

C. 对昏迷或有窒息症状的患者，肩要垫高，头后仰，面部偏向一侧或侧卧位，保持呼吸道畅通

D. 一般患者可用担架、木板等搬运

E. 搬运过程中严密观察患者的面色、呼吸及脉搏等，必要时及时抢救

18. 下列说法正确的是（　　）

A. 重要血管损伤清创应在无张力下一期缝合

B. 神经断裂后力争一期缝合

C. 损伤污染严重、受伤时间较长的骨折应用内固定

D. 利器切断、断端平整、无组织挫伤的肌腱可清创后缝合

E. 伤口内可能存在金属异物时应在清创前摄X线片

19. 下列哪种情况需放置引流（　　）

A. 伤口表浅

B. 污染严重的伤口

C. 有死腔的伤口

D. 血肿、损伤范围大且重的伤口

E. 伤口创面渗血较多

20. 关于清创缝合，正确的有（　　）

A. 一般可在伤口内做局部浸润麻醉

B. 仅有皮肤或皮下裂开者可做单层缝合

C. 伤口污染较重者，皮肤缝线可暂不结扎，24小时后无感染再行结扎

D. 清除污物、异物，切除失活组织，彻底止血

E. 患者处于休克状态时先行急救治疗

第三章

急危重症监测技术

急危重症监测是以"抢救生命、稳定生命体征、支持器官功能"为核心的急诊医疗救治环节。通过各种技术手段、方法和应用各种科学仪器与设备，对患者的危重情况及器官功能进行检测、监护和评估，快速有效地开展生命支持及医疗与护理。临床上，对危重患者进行动态或间断监测可以帮助医护人员更好地对危急情况进行治疗干预，指导和设定治疗方案，明确诊断及评估预后。目前，随着医学技术快速发展，急危重症领域监测技术及指标繁多，但监测本身并不是治疗手段，而是为了能够让监测指标更好地指导治疗、改善预后，降低并发症的发生率。以下将对本领域最为常用的监测技术进行介绍。

第一节　心电监测技术

一、目的

随着监护技术的进步，心电监护仪在临床上广泛应用，已成为监测和管理危重患者的重要手段。心电监护仪不但可对心电图、经皮血氧饱和度、血压进行持续监测，而且可对血流动力学、呼吸力学、脑电图等进行持续监测。

二、适应证

危重症患者及高危患者。

三、禁忌证

无。

四、操作前准备

（一）患者准备

1. 评估患者的一般情况，包括基础血压、心律、心率等；患者神志是否清楚，能否合作；是否植入起搏器。

2. 评估患者胸前部皮肤有无破溃及瘢痕，毛发过多者应备皮。

3. 评估患者上肢活动情况及上臂皮肤情况。

4. 评估患者输液通路位置。

5. 评估患者指甲情况，有无指甲油、灰指甲等。

（二）环境准备

温湿度适宜，光线充足。

（三）用物准备

1. 床旁监护仪处于备用状态，且与中心监护站连接良好（根据具体设施配置情况选择）。

2. 心电导联线绝缘良好，血压袖带无漏气，血氧饱和度探头连接完好。

3. 校对心电监护仪时间，误差时间小于1分钟。

五、操作步骤

（一）操作方法

1. 打开心电监护仪，根据工作要求输入患者相应信息，选择是否为起搏器植入者。

2. 根据患者病情，协助患者取平卧位或半坐卧位。

3. 使用75％酒精或清水清洁胸前皮肤，将电极片连接于导联线上，按照标准电极位置贴于患者胸腹壁。

4. 根据患者病情及医嘱要求选择心电监护仪屏幕显示的导联类型，调整波形大小。

5. 将血氧饱和度探头正确戴于患者手指端。有灌注压监测项目时，应在屏幕中显示灌注压，以衡量患者末梢灌注情况。

6. 将血压袖带缚于患者上臂，使充气导管对准肱动脉搏动最强处。

7. 设置心率、血压、呼吸频率、血氧饱和度报警上下限及血压测量频率等。

8. 调节报警音量。

9. 按恢复主屏幕显示键，返回监测界面。

10. 监测血流动力学指标时，安装相应压力模块，设定监测项目名称、标尺，校准零点后开始监测波形及数值。

11. 为患者整理导线及床单位，将呼叫器置于患者触手可及处。

12. 定期记录监测数值，如有病情变化及时通知医生。

13. 心电监护结束后取下电极片，清洁患者皮肤，协助患者取舒适卧位，关机，断开电源。

（二）电极安放位置

1. 五导联位置

右上（RA）：胸骨右缘锁骨下方，靠近右肩。

右下（RL）：右腋前线第6、7肋间（右下腹）。

中间（C）：胸骨左缘第4肋间。

左上（LA）：胸骨左缘锁骨下方，靠近左肩。

左下（LL）：左腋前线第6、7肋间（左下腹）。

2. 三导联位置

右上（RA/白）：胸骨右缘锁骨下方，靠近右肩。

左上（LA/黑）：胸骨左缘锁骨下方，靠近左肩。

左下（LL/绿）：左腋前线第6、7肋间（左下腹）。

3. EASI导联位置

E（V）：下胸骨处，第5肋间水平。

A（LL）：左侧腋中线，与E电极同一水平。

S（LA）：上胸骨处。

I（RA）：右侧腋中线，与E电极同一水平。

N：参考电极，可以置于任一位置，一般在第6肋以下，右髋部上面。

（三）主要观察指标

1. 持续监测心率和心律，有无心率增快或减慢，有无心律不齐，是否为窦性心律。

2. 观察心电图是否有P波，P波是否规则出现，形态、高度和宽度有无异常。

3. 观察心电图波形是否正常，有无期前收缩出现或"漏搏"。

4. 观察ST段有无抬高或降低，如有异常发现及时行床边十二导联心电图明确有无心肌缺血或心肌梗死的发生。

5. 观察有无T波的高尖或低平、倒置，如发现异常及时完善十二导联心电图明确有无心肌缺血、心肌梗死，同时注意评估有无电解质异常。

6. 注意有无异常波形出现。

7. 需要设置报警的范围，出现报警需及时明确原因并及时处理。

六、注意事项及并发症处理

1. 仪器须平放，注意周围通风，保持监护仪干燥，避免潮湿，监护仪上不允许放置其他物品。

2. 每次使用监护仪前需检查仪器及各输出电缆线是否有破损、故障等问题，如仪器出现故障，及时联系维修人员进行维修。

3. 持续监测过程中，不应随意取下心电、血压、血氧监测电缆线。如果需要更换电极片或进行仪器维修时，需在保证密切监测患者生命体征的基础上进行。

4. 当仪器长期不使用时，应每月给仪器充电1次，以延长电池寿命，且注意监护仪的保养。

5. 清洁仪器时，使用无腐蚀性洗涤剂、表面活性剂、氨基或乙醇基清洁剂，不要使用丙酮、三氯乙烯等强溶剂化学溶剂，以免损坏仪器表面、深层，清洁仪器屏幕时一定要格外小心，不要让液体进入监护仪的外壳，不要将液体倾倒在监护仪上。

6. 如果需要监护不同的患者，监护仪特别是电极导线、血压袖带、经皮血氧饱和度监测传感器等需要进行消毒，定期检查仪器性能。

第二节　中心静脉压监测技术

中心静脉压（central venous pressure，CVP）是位于胸腔内上、下腔静脉或右心房内的压力。CVP可反映血容量、静脉回心血量、右心室充盈压力、心脏功能，指导急危重症患者液体管理。它是评估血管容量和右心功能的重要指标。

一、目的

1. 评估右心功能。

2. 评估全身血容量。

3. 作为指导输液量和输液速度的参考指标。

4. 鉴别低血压时少尿或无尿的原因。

二、适应证

1. 各类重症休克及需抢救的危重患者。
2. 脱水、失血和血容量不足的患者。
3. 大量输血和换血疗法。
4. 心力衰竭和低心排血量综合征。
5. 静脉输液给药和静脉高营养疗法，静滴高浓度氯化钾溶液。
6. 心血管及其他大而复杂的手术。

三、禁忌证

无绝对禁忌证。

四、操作前准备

1. 患者准备　医患沟通。
2. 插管途径　颈内或锁骨下静脉插管是临床进行CVP监测最常用途径，建议有条件者以超声引导穿刺置管，减少并发症，提高成功率。

五、操作步骤

以颈内静脉中路插管为例。

1. 患者取头低12°～15°屈氏位，若患者存在肺动脉高压或充血性心力衰竭，可保持水平卧位穿刺。
2. 肩背部略垫高，头转向对侧，使颈伸展。经锁骨上穿刺锁骨下静脉还要使肩胛下移，露出锁骨上窝。
3. 戴消毒手套，消毒皮肤，铺巾。
4. 触摸胸锁乳突肌的胸骨头和锁骨头及与锁骨所形成的三角，确认三角形的顶部作为皮肤定点。清醒患者遇有胸锁乳突肌按摸不清，可嘱患者抬头并深吸气，常可显露胸锁乳突肌的轮廓。
5. 用细针连接盛有局麻药液的注射器，在皮肤定点处作皮丘，并作皮下浸润麻醉。然后针干与中线平行，与皮肤呈30°～45°角指向尾端进针。在进针过程中保持注射器内轻度持续负压，及时判断针尖是否已进入静脉。一经成功，认准方向、角度和进针深度后拔出试穿针。
6. 按试穿针的角度、方向及深度用18G穿刺针进行穿刺，边进针边回抽血，抽到静脉血表示针尖位于颈内静脉。如穿入较深，针尖已穿破颈内静脉，则可慢慢退出，边退针边回血，抽到静脉血后，减少穿刺针与额面的角度，当血液回抽和注入十分通畅时，注意固定好穿刺针位置，不可移动，否则极易滑出颈内静脉。
7. 用套管针者可将外套管插入颈内静脉。用钢丝导引者可从18G穿刺针内插入导引钢丝，插入时不能遇到阻力，有阻力时应调整穿刺针位置，包括角度、斜面方向和深浅等，或再接上注射器回抽血液直至通畅，然后再插入导引钢丝后退出穿刺针，压迫穿刺点，同时擦净钢丝上的血迹。需用静脉扩张器的导管，可插入静脉扩张器扩张皮下或静脉。

8. 将导管套在导引钢丝外面，导管尖端接近穿刺点，导引钢丝必须伸出导管尾端，用手拿住，右手将导管与钢丝一起部分插入，待导管进入颈内静脉后，边退钢丝，边插导管，一般成人从穿刺点到上腔静脉右心房开口处约12cm，退出钢丝，回抽血液通畅，用肝素生理盐水冲洗1次，即可接上CVP测压或输液，最后用导管固定夹固定好，覆盖可透气药胶膜。

9. 接测压装置。CVP是低压值系统，故可用水压力计直接测压。由于结构简单，使用方便且经济，一般医疗单位均可实施。临床上常用的测压装置是由T形管或三通开关分别连接患者的中心静脉导管、测压计的玻璃（或塑料）测压管和静脉输液系统。若用大孔径的塑料三通开关替代T形管则更方便。测压计上端有固定夹，可把测压计垂直地固定在输液架上，并可随意地升降调节高度，零点通常是第4肋间腋中线部位。如通过换能器连续直接测压，则更为客观准确。

六、注意事项及并发症处理

（一）注意事项

1. 导管位置 测定中心静脉压导管尖端必须位于右心房或近右心房的上、下腔静脉内。经肢体置管，常依据体表穿刺位置估计导管需插入的长度。遇有导管扭曲或进入异位血管，管端就无法达到上述位置，而使测压不准。临床上依据液柱界面随呼吸上下波动判断导管位置并不完全可靠。管端位于中心静脉部位可见到液面随呼吸波动；当导管端位于邻近的周围静脉如颈内、锁骨下，甚至腋静脉内时，仍会见到液面随呼吸而上下波动。插管后进行X线检查可判断导管的位置，但要成为常规仍有许多不便。据体外循环心内直视手术时观察，成人经颈内或锁骨下静脉插入导管12～13cm，约10%管端达右心房入口处，其余约90%均位于近右房的上腔静脉内。

2. 标准零点 CVP仅数厘米水柱，零点发生偏差将显著影响测定值。理想的标准零点应不受体位的影响，在临床实际中常难完全达到。现一般均以右心房中部水平线作为理想的标准零点。心脏外科的发展已能比较准确地在胸壁上找到右心房中部在体表的投射位置，仰卧位时，基本上相当于第4肋间前、后胸径中点（腋中线）的水平线，侧卧位时相当于胸骨右缘第4肋间水平。一旦零点确定，就应该固定好。若患者体位发生改变，应随即调整零点。一般标准零点的偏差不要超过±1cm。

3. 胸内压 影响CVP的因素除心功能、血容量和血管张力外，首先是胸内压。右心室的有效充盈压常可由CVP与心包腔的心室外壁压之差表示，正常的心室外壁压即胸内压，在任何情况下当胸内压增加时，心室外壁压随之升高，此压差减小而影响心脏的有效充盈。实验和临床均证明，当胸腔开放，胸内负压消失相当于心室外壁压升高，使充盈压差降低，心室有效的充盈压也随之降低。此时可通过代偿性周围静脉张力增加，CVP升高，使压差回至原来差距。患者咳嗽、屏气、伤口疼痛、呼吸受限，以及麻醉和手术等因素均可通过影响胸内压而改变CVP的测量数值。机械通气时常会使胸腔内平均压升高，因此，测压时如患者情况许可，最好暂停机械通气。

4. 测压系统通畅 测压系统通畅才能提供正确的测压数值。插入的中心静脉导管要够粗，一般选用14G导管。在测压时水柱升降快速、液面波动明显常提示导管通畅。较长时间测压，由于血液反流、血凝块堵管或管端存在活瓣状的血凝块造成通道不畅，常影响测压值的准确性。当需要较长时间监测CVP，输液速度又较缓慢时，可于每500ml液体内加肝素3～5mg，以预防管端形成血凝块，保持测压系统通畅。

（二）并发症处理

经皮穿刺插入中心静脉导管是盲目性的有创操作，创伤性损害难以完全避免。一旦操作失误或管理不当，会造成各种严重的并发症，甚至致命，近年来各种并发症虽已明显减少，但仍要高度重视。常见的并发症有以下6种。

1. 心包压塞 多数由心脏穿孔引起，一旦发生后果严重。留置中心静脉导管的患者突然出现发绀、颈静脉曲张、恶心、胸骨后和上腹部疼痛、不安和呼吸困难，继而低血压、脉压变小、奇脉、心动过速、心音低远，提示心包压塞可能。由于病情进展迅速，在心搏停止前常难以作出正确诊断。

2. 气胸 是较常见的并发症。当穿刺时难度较大，穿刺后患者出现呼吸困难、同侧呼吸音减低，要考虑到有此并发症的可能，应及早作胸腔减压。穿刺时损伤了肺尖，发生局限性气胸，患者可无临床症状，小的肺刺破口也可自行闭合。但若穿刺后患者应用机械通气，则有可能引起张力性气胸，应有所警惕。

3. 血胸、水胸 穿刺过程中若将静脉或锁骨下动脉壁撕裂或穿透，同时将胸膜刺破，血液经破口流入胸腔，则形成血胸。胸腔存在负压可造成血液大量流入，此时导管可位于中心静脉内。若中心静脉导管误入胸腔或纵隔，液体注入上述部位，可引起水胸或水纵隔。

4. 空气栓塞 空气经穿刺针或导管进入血管多发生在经针孔或套管内插入导引钢丝或导管时，常在取下注射器而准备插管前1～2秒内有大量空气经针孔进入血管。患者取头低位穿刺，多可避免此种意外。若头低位有困难，操作应特别小心。

5. 血肿 早年体外循环下心内直视手术患者采用经针内插管监测CVP，由于针粗，静脉壁破口大，全身肝素化后常会引起局部漏血与血肿。

6. 感染 导管在体内留置时间过久，可引起血栓性静脉炎。当临床上出现不能解释的寒战、发热、白细胞计数升高、局部压痛和炎症等，应考虑拔除导管并作细菌培养。

第三节 有创动脉血压监测技术

一、目的

将导管置于动脉血管内，直接感受血管内压力，并将其以波形曲线和血压数值呈现出来，为危重症患者的血流动力学提供直观、连续、准确的血压监测数据，是测量血压的金标准。

二、适应证

1. 各类危重患者和复杂大手术及有大出血的手术。
2. 体外循环直视手术。
3. 低温治疗或需控制性降压的手术。
4. 严重低血压、休克需反复测量血压的患者。
5. 需反复采取动脉血标本作血气分析的患者。
6. 需要应用血管活性药物的患者。
7. 心肺复苏术后的患者。

三、禁忌证

1. 穿刺部位或其附近存在感染。
2. 凝血功能障碍。对于已使用抗凝剂的患者，最好选用浅表且处于机体远端血管。
3. 血管疾病，如脉管炎等。
4. 手术操作涉及同一部位。
5. Allen试验阳性者禁忌行桡动脉穿刺测压。

四、操作前准备

1. 患者准备　医患沟通。
2. 置管部位　常用部位为桡动脉、肱动脉和股动脉。少用部位为尺动脉、腋动脉、颞动脉、胫后动脉和足背动脉。
3. 动脉导管选择　成人可用18G或20G导管。

五、操作步骤

1. 动脉导管放置　在使用或不使用超声引导的情况下，可使用不同的技术来放置导管，包括独立导丝、一体式导丝和直接穿刺。

（1）Seldinger技术：与皮肤呈30°～45°角朝动脉搏动点进针。一旦穿刺到动脉（可见流过针头的搏动血流），通过针头内腔置入导丝。拔出针头后，导管在导丝上前进。然后移除导丝，固定导管。

（2）over-the-wire技术（改良的Seldinger技术）：使用具有内针的动脉导管，以30°～45°进针，一旦穿刺到动脉，血液就会充满导管接头。然后将针导管略微穿过血管，将针完全拔出，然后缓慢抽出导管，直到观察到脉动的血流为止。将单独的导丝通过导管推进血管。下一步，导管沿导丝前进，移除导丝，固定导管。

（3）直接穿刺技术：套管针与皮肤呈30°～45°进针。穿刺到动脉后，套管针必须略微前进并降低至与皮肤呈10°～15°的角度。然后，将导管推进动脉并拔出针头。

（4）超声引导穿刺技术：包括静态或间接技术，用于在穿刺之前识别目标动脉（即超声辅助），而实时或直接动脉导管置入技术，则在连续的超声控制下进行（即超声引导）。

2. 传感器调平和调零　为保证动脉压测量准确，压力传感器必须调平及调零。不带零线的换能器与带零线的换能器的调平和调零过程不同。

3. 动脉波形质量检查及波形解读　最佳的动脉压波形质量是正确测量动脉压及其衍生血液动力学指标的基础。测量系统的性能特征取决于管路中的流体质量、管路的弹性，以及流体与管路之间的摩擦力，由测量系统的固有频率（系统内压力脉冲振荡的频率）和阻尼系数（描述振荡波形的衰减）定量描述。

脉搏波由前向波和反射波组成。前向波是指主动脉近心端产生，迅速向外周动脉传播的脉搏波。反射波是指向外周传播的前向波遇到障碍物反射回来的脉搏波，主要由血栓和动脉分叉处阻挡形成，反射波迅速逆向传播，与前向波融合共同形成脉搏波。

六、注意事项及并发症处理

（一）注意事项

1. 根据置管部位选择套管长度　导管的长度和内径会影响压力测量系统的阻尼特性。与18G导管相比，20G导管受弱阻尼的影响更小，且可用于桡动脉置管；与较大的导管相比，使用20G导管的并发症较少。

2. 建议使用单独或一体式导丝引导穿刺，这是成功率最高的技术。尤其是在动脉置管困难情况（如水肿、血管硬化、肥胖、心肺复苏时置管）或直接穿刺失败时。

（二）并发症处理

1. 出血、局部血肿　对于轻度出血，可以通过施加适当的压力在数分钟内自行止血。对于较小的血肿，通常不需要特殊处理，可以通过保持局部休息、应用冷敷等方法缓解症状。对于较大的血肿或有明显症状的血肿，可能需要进行引流或手术处理。

2. 导管滑脱　加强导管护理，妥善固定，保持引流通畅，一旦发生导管脱落，应保持镇静，根据导管种类立即采取相应的应急程序。

3. 局部感染　严格做好穿刺部位常规消毒及护理，当局部出现红肿等感染迹象时，应立即拔除留置管，并控制感染。

4. 导管堵塞　留置的导管采用肝素液间断或持续冲洗，以保障留置管的通畅，避免局部血栓形成及远端堵塞，一旦堵塞，及时拔出。

第四节　脉搏指示连续心排血量监测技术

一、目的

脉搏指示连续心排血量（pulse indicator continous cadiac output，PiCCO）是将经肺热稀释技术与动脉搏动曲线分析技术相结合，采用成熟的热稀释法测量单次心排血量（cardiac output，CO），并通过分析动脉压力波形曲线下面积与CO存在的相关关系，获取个体化的每搏量（stroke volume，SV）、CO和每搏量变异（stroke volume variation，SVV），以达到多数据联合应用监测血流动力学变化的目的。

二、适应证

凡是需要心血管功能和循环容量状态监测的患者，如心脏病、严重烧伤及需要中心静脉和动脉插管监测的患者，均可采用 PiCCO。

1. 休克。
2. 急性呼吸窘迫综合征。
3. 急性心功能不全。
4. 肺动脉高压。
5. 心脏及腹部、骨科大手术。
6. 严重创伤。
7. 脏器移植手术。

三、禁忌证

有些为相对禁忌证，如股动脉插管受限，可考虑腋动脉或其他大动脉。

1. 出血性疾病。
2. 主动脉瘤，大动脉炎。
3. 动脉狭窄，肢体有栓塞史。
4. 肺叶切除，肺栓塞，胸内巨大占位性病变。
5. 体外循环期间。
6. 体温或血压短时间变化过大。
7. 严重心律紊乱。
8. 严重气胸，心肺压缩性疾病。
9. 心腔肿瘤。
10. 心内分流。

四、操作前准备

1. 患者准备　医患沟通。
2. 设备准备　备好性能可靠的 PiCCO 监测仪及相关设备。
3. 医生准备　熟悉仪器、导管规格型号及操作步骤。

五、操作步骤

1. 首先放置中心静脉导管（颈内静脉或锁骨下静脉置管），插入中心静脉导管及温度感知接头与压力模块相连接。

2. 在患者的动脉（如股动脉）放置一条 PiCCO 专用监测管。插入专用动脉导管，连接测压管路。

3. 动脉导管与压力及 PiCCO 模块相连接。

4. 开始测量。从中心静脉注入一定量的冰水（0～8℃），经过上腔静脉→右心房→右心室→肺动脉→血管外肺水→肺静脉→左心房→左心室→升主动脉→腹主动脉→股动脉→PiCCO 导管接收端。

5. 计算机可将整个热稀释过程画成热稀释曲线，并自动对该曲线波形进行分析，得出基本参数；然后结合 PiCCO 导管测得的股动脉压力波形，得出一系列具有特殊意义的重要临床参数。

六、注意事项及并发症处理

1. 为了校正脉搏轮廓心排血量，需要完成3次温度稀释心排血量测定。

2. 注意各参数指标意义

（1）CO/心脏指数（cardiac index，CI）：注1次冰水就可以显示出两者的精确数值，通常连续注射3次冰水，取3次数值的平均值来减少误差；以后常需要每6～8小时校正1次就可以连续显示。但当患者病情变化时（容量复苏、使用了血管活性药物及其他诊疗手段后），需要随时校正热稀释曲线，从而获得更准确的PiCCO。CI是单位体表面积的CO。

（2）胸腔内血容量（in trathoracic blood volume，ITBV）：由全心腔舒张末期容量（global end-diastolic volume，GEDV）和肺血容量总和组成，即注入点到探测点之间胸部心肺血管腔内的血容量。大量研究证明，ITBV是一项比肺动脉楔压（pulmonary artery occlusion pressure，PAOP）、右心室舒张末压（right ventricular end-diastolic pressure，RVEDP）和CVP更好的心脏前负荷指标。

（3）GEDV：是较准确反映心脏前负荷的指标，可以不受呼吸和心脏功能的影响。GEDV占ITBV的2/3～3/4，通常ITBV是GEDV的1.25倍。

（4）血管外肺水（extra vascular lung water，EVLW）：肺的含水量是由肺血含水量和EVLW量组成。EVLW是分布于肺血管外的液体，从血管滤出进入组织间隙，由肺毛细血管内静水压、肺间质静水压、肺毛细血管内胶体渗透压和肺间质胶体渗透压所决定，是目前监测肺水肿较好的可量化指标。任何原因引起的肺毛细血管滤出过多或液体排出受阻都会使EVLW增多，导致肺水肿。超过正常2倍的EVLW就会影响气体弥散和肺的功能，出现肺水肿的症状与体征。

（5）肺血管通透性指数（pulmonary vascular permeability index，PVPI）：是指EVLW与ITBV之比。如果EVLW升高明显，同时ITBV正常，PVPI会明显升高，表明是肺血管通透性增加（急性呼吸窘迫综合征等）引起的肺水肿；如果EVLW升高明显，同时ITBV也明显升高，PVPI正常范围，表明是静水压升高（左心衰竭等）引起的肺水肿。判断这两种疾病状态对于临床治疗意义重大。

（6）SVV：是由正压通气引起左心室搏出量发生周期性改变，可用来判断容量反应性。为了避免自主不规则呼吸引起心搏量周期性改变的不稳定，SVV的测定需要患者充分镇静，呼吸机容量控制性通气。达到以上条件，SVV就能比CVP、GEDV等静态指标更能反映容量反应性。临床上通过SVV而不是通过容量负荷试验，就可避免过多的容量负荷，对心功能或肾功能不全的患者尤为重要。

本章练习题

【单选题】

1. 心电监测技术操作需评估项目包括（　　）

A. 患者一般情况

B. 输液通路位置

C. 皮肤情况

D. 有无涂抹指甲油

E. 以上都是

2. 血氧饱和度监测时，可将探头传感器放在（　　）

A. 动脉导管的肢体

B. 静脉注射管肢体

C. 血压计袖带的肢体

D. 循环灌注良好的肢体

E. 皮温低的肢体

3. 在五导联电极片安放操作中，LL代表的位置是（　　）

A. 右腋前线第6、7肋间

B. 胸骨左缘第4肋间

C. 胸骨左缘锁骨下方

D. 左腋前线第6、7肋间

E. 以上都不对

4. 同时进行血氧饱和度和血压监测时，下列哪一项不正确（　　）

A. 每小时记录

B. 每2～3小时变换一次测量部位

C. 患者可频繁移动自己的手

D. 血压袖带和血氧探头不可置于同一肢体

E. 定时观察

5. 心电监护仪使用的注意事项及保养方法中，不正确的是（　　）

A. 监护仪周围注意通风

B. 保持机身清洁

C. 使用三氯乙烯擦拭仪器

D. 各管路不能大幅弯曲

E. 定期充电

6. 中心静脉压的正常值是（　　）

A. 4～12cmH$_2$O

B．5 ～ 12cmH$_2$O

C．5 ～ 10cmH$_2$O

D．6 ～ 12cmH$_2$O

E．6 ～ 10cmH$_2$O

7. 中心静脉压监测的意义是（　　）

A．评估右心功能

B．评估血容量

C．指导输液量和速度

D．鉴别低血压原因

E．以上都对

8. 颈内静脉穿刺置管操作步骤错误的是（　　）

A．所有患者穿刺时均应采用屈氏体位

B．患者肩背部可略垫高并且头转向对侧

C．穿刺点为胸锁乳突肌的胸骨头和锁骨头及与锁骨所形成三角的顶部

D．进针过程需保持注射器内负压

E．插入导管的刻度一般为12cm

9. 关于中心静脉压监测操作的描述，错误的是（　　）

A．测压计的零点通常是第4肋间腋前线部位

B．测定中心静脉压导管尖端必须位于右心房或近右心房的上、下腔静脉内

C．插管后进行X线检查可判断导管的位置

D．胸内压也会影响中心静脉压的测定

E．长时间测压，可能发生血凝块堵管造成通道不畅，影响测量值的准确性

10. 关于经皮穿刺插入中心静脉导管的并发症描述，不正确的是（　　）

A．留置中心静脉导管的患者突然出现发绀、呼吸困难，随后发生低血压、脉压变窄、心音低远等，要考虑心包压塞可能

B．穿刺时损伤肺尖，发生局限性气胸，患者可无临床症状

C．血胸的形成是因为穿刺时将静脉或锁骨下动脉壁撕裂或穿透，同时将胸膜刺破

D．患者取头高位穿刺，可避免空气栓塞发生

E．临床上出现不能解释的寒战、发热、白细胞计数升高、局部压痛和炎症等，应考虑拔除导管并作细菌培养

11. 有创动脉血压监测动脉穿刺的部位首选（　　）

A．桡动脉

B．尺动脉

C．足背动脉

D．腋动脉

E．颞动脉

12. 关于动脉穿刺操作的描述，错误的是（ ）

A. 采用Seldinger方法操作时，一旦穿刺到动脉，可见流过针头的搏动血流，通过针头内腔置入导丝

B. 采用over-the-wire方法操作时，穿刺到动脉，看见血液充满导管的接头后，需将针导管略微穿过血管

C. 采用直接穿刺法操作时，先与皮肤成30°～45°进针，穿刺到动脉后，套管针略微前进并降低至与皮肤成10°～15°的角度

D. 有创动脉血压监测的前向波由主动脉远心端产生，并向外周动脉传播

E. 超声引导穿刺技术包括超声辅助和超声引导

13. 一般情况下，有创动脉血压比无创动脉血压高（ ）

A. 2～8mmHg

B. 8～10mmHg

C. 10～12mmHg

D. 12～14mmHg

E. 14～16mmHg

14. 下列患者不适合进行有创动脉血压穿刺的是（ ）

A. Allen试验阴性者

B. 休克患者

C. 重症肺炎

D. 脉管炎

E. 心肺复苏术后

15. 仰卧位时有创动脉血压压力传感器校零时，传感器应在（ ）

A. 腋前线第4肋间

B. 平肩

C. 腋中线第4肋间

D. 平锁骨

E. 腋后线第4肋间

16. 以下不是PiCCO监测技术禁忌证的是（ ）

A. 出血性疾病

B. 大动脉瘤

C. 休克

D. 胸内巨大占位病变

E. 严重心律失常

17. GEDV的生理意义是（ ）

A. 肺水肿

B. 血流量

C. 容量前负荷

D．血管外肺水

E．肺血管通透性指数

18．EVLW代表的是（　　）

A．肺部细胞间、间质、肺泡内的液体含量

B．心脏每次搏动射出的血液量

C．心室舒张末期4个心腔的容积

D．动脉压力曲线收缩部分

E．肺血管通透性指数

19．PVPI的临床意义是（　　）

A．监测肺血管压力

B．量化肺组织内液体

C．判断肺水肿原因

D．测定肺部血流量

E．评估心功能

20．心排血量测定时，关于注射用的冰水描述正确的是（　　）

A．注射时尽快，注射压力无须恒定

B．只需注射1次

C．注射时间越长越好

D．可以从外周静脉注射

E．冰水温度0～8℃

第四章

急诊心脏电复律/电除颤与起搏术

第一节　电复律/电除颤术

一、目的

电复律/电除颤是用较强的脉冲电流，通过心肌，使心肌各部分在瞬间同时除极，以终止异位心律，恢复窦性心律的过程。同步电复律/电除颤的目的在于避开心动周期中的易损期。非同步电复律/电除颤则应用瞬间高能电脉冲对心脏行紧急非同步电击，以消除无脉性室性心动过速（简称"室速"）、心室颤动（简称"室颤"）。

二、适应证

（一）同步电复律/电除颤

1. 室速　药物治疗无效，或伴有低血压、无尿、心力衰竭，且非洋地黄引起者。

2. 阵发性室上性心动过速（简称"室上速"）　药物治疗无效，或伴有低血压、心力衰竭者。

3. 心房颤动

（1）药物治疗无效，预期转为窦性心律后，心力衰竭、心绞痛可改善者。

（2）预激综合征发作室上速及心房颤动心室率＞200次/分者。

4. 心房扑动。

（二）非同步电复律/电除颤

1. 心室颤动（心室扑动）。

2. 持续扭转型室速。

三、禁忌证

1. 洋地黄中毒引起的快速心律失常，洋地黄中毒时心脏对电击的敏感性增加，易导致恶性室性心律失常的发生。

2. 室上性心律失常伴完全性房室传导阻滞或持续心房颤动未用影响房室传导药物情况下，心室率已很缓慢。

3. 伴有病态窦房结综合征。

4. 近期有动脉栓塞或经超声心动图检查发现心房内存在血栓而未接受抗凝治疗者。

四、操作前准备

1. 准备心电监护和记录。

2. 准备全身麻醉药物及心肺复苏的药品及抗心律失常药、升压药。

3. 准备心脏起搏器、氧气、抽吸器、气管插管和人工呼吸器等设备。

4. 复律前多次检查复律器的同步性能。

5. 患者应禁食数小时，并在复律前排空尿液，去掉活动性义齿。

6. 建立静脉输液通道。

五、操作步骤

（一）同步电复律/电除颤

1. 患者仰卧，备有抢救复苏设备，建立静脉通道。

2. 心电示波器上选R波为主且较高大的导联，检查同步性能。

3. 充分吸氧5～10分钟。

4. 将两电极板面涂导电胶或包四层盐水纱布。

5. 缓慢静脉注射（＞5分钟）地西泮或咪达唑仑行静脉麻醉，同时用面罩吸氧。当患者处于昏睡状态，睫毛反射、痛觉消失时，即可进行复律。

6. 安置电极，两电极分别置于胸骨右缘第2肋间及心尖部，或肩胛区及心尖区。

7. 任何人不得接触患者及病床，氧气瓶不得接触患者及病床。

8. 调节至所需要的电能量，按充电按钮充电，按放电按钮放电，完成电复律。

9. 放电后严密注视心电示波器并记录，观察电复律是否成功及有无新的心律失常。

10. 观察血压、脉搏、呼吸，持续心电监护8小时。

（二）非同步电复律/电除颤

1. 患者仰卧。

2. 将除颤电极板涂以专用导电糊，导电糊应均匀分布于两块电极板上。

3. 选择非同步方式。

4. 选择最大电量。单相波放电用360J，双相波放电用200J。

5. 电极板交叉放置，胸骨电极板上缘放于胸骨右侧第2肋间，心尖电极板上缘置于左腋中线第4肋间，电极板与皮肤紧密接触。

6. 充电，关闭氧气。

7. 环顾患者四周，确定操作者和周围人员与患者无直接或间接接触。

8. 电极板施加一定压力（3～5kg）。

9. 观察心电示波，确认有电除颤指征，双手拇指同时按压放电按钮。

10. 移开电极板，继续心肺复苏，以后根据循环恢复情况决定是否需要再次电除颤；非同步电除颤需持续心电监护。如复律不成功者，立即行5个循环的CPR。室颤为细颤波＜0.5mV电复律较难成功，可静脉给肾上腺素1mg，使细颤转为粗颤，再行电复律。心室颤动（心室扑动）时间较长（5～10分钟），可给5%碳酸氢钠注射液静脉使用。

六、注意事项及并发症处理

电复律/电除颤并发症的发生率约为14.5%，主要与基础心脏病和电击所用能量大小有关。应特别注意除心室颤动强调一次除颤成功而首次电击能量较大外，同步电复律尽量利用低水平的有效能量。

1. 诱发各种心律失常

（1）期前收缩：期前收缩发生率最高，认为与疾病本身和电刺激有关。

（2）室速或室颤：可由同步装置不良、放电能量不足、心肌本身病变、洋地黄过量、低血钾、酸中毒等因素引起，应给予静脉注射利多卡因或普罗帕酮、5%碳酸氢钠，立即再行电复律/电除颤。

（3）缓慢型心律失常：最常见的是窦性心动过缓、窦性停搏和房室传导阻滞，这与直流电刺激迷走神经、复律前应用抗心律失常药物、本身已存在的潜在窦房结功能不良、房室传导阻滞等有关，多在短时间内消失，持续时间长或症状严重者可静脉注射阿托品0.5～1mg或静脉滴注异丙肾上腺素，每分钟1～2μg，必要时行临时心脏起搏。

2. 栓塞 慢性心房颤动电复律成功后心房恢复有节律的收缩可使心房内的附壁血栓脱落，引起动脉栓塞，发生率为1%～5%。因此，对于过去有栓塞史者术前、术后给予抗凝治疗可起预防作用。

3. 低血压 低血压的发生率为1%～3%，尤其多见于高能量电击后，大部分持续短暂，在数小时内可自动恢复，如果血压持续降低，严重影响重要脏器血流灌注时，可静脉滴注升压药物。

4. 急性肺水肿 急性肺水肿常在电击后1～3小时内发生，发生率为0.3%～3%。以左心房及左心室功能不良的解释较为合理。个别患者则可能与肺栓塞有关。发生肺水肿后应立即予以相应处理。

5. 心肌损伤 心肌损伤因使用过大电击能量或反复多次电击所致，发生率约为3%，表现为心电图ST-T改变，肌钙蛋白及心肌酶（肌酸激酶-MB、乳酸脱氢酶等）轻度升高，历时数小时或数天。轻者密切观察，严重者予以相应处理。

6. 皮肤灼伤 皮肤灼伤是电极板按压不紧或导电糊涂得太少或不均匀所致，也与多次重复高能量电击有关，表现为局部红斑或轻度肿胀，无须特殊处理即可自行恢复。

附 自动体外除颤仪的操作方法

自动体外除颤仪（automatic external defibrillator，AED）的使用已成为初级生命支持重要组成部分。AED面板上有3个按钮。①绿色：开关（ON/OFF）。②黄色：分析（Analysis）。③红色：电击（Shock）。

操作时有声音和文字提示。操作步骤如下。①开机：按绿色开关按钮。②连接：将一次性使用的除颤电极贴在患者胸廓的前-侧位，即前电极放在右上胸右锁骨下，侧电极放在躯干的左乳头外侧，电极中心点放在左腋中线上。将电极与AED连接，仪器迅速提示正在分析，并告知分析结果。③放电除颤：如AED语音提示建议电击除颤，要求相关人员离开患者身体，按压红色按钮，即电击除颤。对持续室颤/室速患者，可做1次电击（双向波者电击能量为150～200J）。抢救者在除颤后，不应立即检查脉搏，而应先再次做CPR。自胸外按压开始，在5个循环（约2分钟）CPR后再检查脉搏。如无脉搏，继续CPR 2分钟，再次除颤。

第二节　心脏起搏术

一、目的

用于突然发生的心动过缓所致脑供血不足、晕厥发作的情况，如急性心肌梗死后突然发生的完全性房室传导阻滞，心肌病、心肌炎和洋地黄中毒时突然发生的症状性心动过缓。应用目的是紧急治疗，要求在很短时间内，恢复正常心率，以保证心、脑、肾等重要器官的供血。

二、适应证

1. 各种原因导致的心搏骤停、心室静止和心肌电-机械分离，无论是否伴有意识障碍和阿-斯综合征发作。

2. 急性心肌梗死合并高度或完全性房室传导阻滞，逸搏心率低于45次/分，伴有晕厥或晕厥先兆。

3. 急性心肌梗死合并窦性停搏超过3秒，或严重窦性心动过缓时心率低于45次/分，伴有晕厥或晕厥先兆。

4. 各种原因所致的急性心肌炎后出现高度或完全性房室传导阻滞，逸搏心率低于45次/分，伴有晕厥或晕厥先兆。

5. 药物中毒或严重电解质紊乱引起的严重心动过缓，心率低于45次/分，伴有晕厥或晕厥先兆。

6. 顽固的快速型心律失常伴心力衰竭、严重心绞痛、心源性休克等。不宜用电复律和药物治疗无效者。

三、禁忌证

紧急起搏技术没有绝对禁忌证，常用于危重症患者的抢救。如果患者穿刺部位存在感染或栓塞、血小板显著降低有凝血功能障碍时应慎行经中心静脉穿刺心内膜起搏术。

四、紧急起搏的方法

（一）经胸壁电极体表心脏起搏

1. 操作前准备

（1）准备起搏除颤仪、皮肤电极、心电监护仪。

（2）准备心肺复苏的药品。

（3）准备氧气、抽吸器、气管插管及人工呼吸器等设备。

（4）建立静脉通道。

2. 操作步骤

（1）电极贴附：正极置于左肩胛骨下角与脊柱之间或右前胸上部，负极置于心前区。

（2）连接好心电监护导联和起搏器。

（3）电极与起搏除颤仪连接，并接好地线。

（4）设置好临时起搏参数开始起搏。

（二）经静脉心内膜心脏起搏

1. 操作前准备

（1）准备临时起搏器、指引钢丝、有长度标记的双极心内膜电极、静脉穿刺导入器。

（2）准备心电图和心电监护仪并记录。

（3）准备好抢救相关物品，并建立静脉通道。

2. 操作步骤

（1）选择合适的中心静脉，如股静脉、肘正中静脉或锁骨下静脉。

（2）中心静脉穿刺成功后，置入并保留外套管，拔出指引钢丝和扩张管，并用左手拇指按住外套管的外端口，防止血液流出或进入空气。

（3）迅速插入电极到达腔静脉。

（4）拔出和撕裂外套管。

（5）在心腔内电图指引下把电极插到右心室并固定，电极从穿刺处到右心尖的长度依不同静脉穿刺而有所不同。

（6）设置临时起搏参数。

（三）经胸壁穿刺心肌起搏

1. 操作前准备

（1）准备临时起搏器、带钢丝钩状电极。

（2）准备心电图和心电监护仪并记录。

（3）准备好抢救相关物品，并建立静脉通道。

2. 操作步骤

（1）选用剑突下穿刺点，针与体表呈30°，与正中线约50°角，指向左胸锁关节。

（2）穿刺过程应在心电图监测下进行。

（3）用一根中继线连接阴极和胸导联，然后缓慢进针，如心电图上出现ST段抬高或发生期前收缩，表明电极尖端已抵达心肌表面，再进针3～5mm并固定。

（4）用另一注射针刺入相当于V3R或上腹部皮下作为阳极。

（5）将阳、阴两极分别与起搏器正负两插孔连接，即可起搏，输出电压4～5V。

（四）经食管心脏起搏

1. 操作前准备

（1）体外临时心脏起搏器。

（2）普通食管电极或食管球囊电极。

（3）准备心电图和心电监护仪并记录。

（4）准备好抢救相关物品，并建立静脉通道。

2. 操作步骤

（1）清醒患者咽部喷丁卡因表面麻醉，昏迷患者可借助喉头镜插入电极。

（2）由鼻腔或口腔插入电极导管，到达30～40cm时，记录心电图，了解食管电极的位置，根据需要，选择心房或心室作为起搏点。

（3）设置临时起搏器参数：VVI方式、频率70～80次/分、输出电压10V（或输出电流10mA）、脉宽5ms、感知灵敏度2.5mV。

（4）连接电极与起搏器，观察起搏心电图，测试起搏阈值、阻抗和R波高度等参数后，固定电极。

五、注意事项及并发症处理

1. 与置入术相关并发症

（1）静脉穿刺相关：误入动脉、动静脉瘘、空气栓塞、局部出血、气胸和血胸等。少量气胸无须干预，必要时抽气或放置闭式引流。局部出血可观察或加压包扎、局部切开挤出积血等。动静脉瘘需请血管外科会诊协助处理。空气栓塞重在预防，穿刺时最好始终有静脉血缓缓流出。如果可能需要永久起搏，最好避免左锁骨下静脉途径，因为这是永久起搏最常用的穿刺点。

（2）导管置入相关：包括心律失常、心脏穿孔、心脏压塞、感染、血栓形成、膈肌刺激等。心律失常在停止导管的操作后解除；穿孔或偶尔穿破右心室壁可通过起搏阈值的提高和偶尔的心包疼痛、心包摩擦发现，将导管退回心室和重置来解决问题。很少因为出血引起心脏压塞而需要急诊处理。

2. 与电极导线有关的并发症 导致阈值升高，需要提高能量输出、重新更换电极位置或导线。电极脱出时通常需要再次置入。

本章练习题

【单选题】

1. 急性心肌梗死患者，在急诊抢救室心电监护下，患者突然发生室颤，立即抢救，第一步应行（ ）

    A. 口对口人工呼吸

    B. 气管插管

    C. 心外按压

    D. 非同步直流电除颤

    E. 同步直流电除颤

2. 患者，男，53岁。因胸痛1小时来急诊就诊。在量血压时突然全身抽搐，意识丧失，查体：大动脉搏动消失，血压测不出。以下哪组处理正确（ ）

    A. 先查心电图，明确有无心脏停搏或心室颤动

    B. 先给予气管插管，人工呼吸，再进行胸外按压

    C. 考虑急性心肌梗死，立即做再灌注治疗

    D. 立即请神经及心脏专科会诊

    E. 立即将患者平放在硬板床或地面上并开始胸外按压，同时尽快准备除颤及心电

监护，并准备气管插管人工呼吸

3. 心室颤动/心室扑动治疗时，推荐电击次数为（ ）

A. 1次

B. 2次

C. 3次

D. 4次

4. 心肺复苏时急救者在电击后应（ ）

A. 立即检查心搏或脉搏

B. 先行胸外按压，在5组（或者约2分钟）心肺复苏后再进行脉搏检查

C. 立即进行心电图检查

D. 调节好除颤仪，准备第二次除颤

5. 对于心房扑动，推荐初始电复律能量值为（ ）

A. 50～100J

B. 100～150J

C. 100～200J

D. 150～200J

6. 对于室上速，推荐初始电复律能量值为（ ）

A. 50～100J

B. 100～200J

C. 200～300J

D. 100～150J

7. 对于心室颤动，推荐初始电除颤能量值（双相波放电）为（ ）

A. 50J

B. 100J

C. 150J

D. 200J

8. 胸外电除颤时，两电极板应分别置于（ ）

A. 胸骨右缘锁骨下方，胸骨左缘第2肋间

B. 胸骨右缘第2肋间，胸骨左缘第3肋间

C. 胸骨右缘锁骨下方，左侧腋中线乳头旁

D. 胸骨右缘第4肋间，心尖区

E. 胸部两侧对称位置

9. 下列哪一项不是临时起搏器的并发症（ ）

A. 室速

B. 皮下血肿

C. 气胸

D. 电解质紊乱

【多选题】

10. 紧急心脏起搏方法包括（　　）

A. 经胸壁电极体表心脏起搏

B. 经静脉心内膜心脏起搏

C. 经胸壁穿刺心肌起搏

D. 经食管心脏起搏

第五章

开放气道术

第一节　气管插管术

一、目的

1. 保持呼吸道通畅。

2. 便于呼吸管理或进行机械通气。

3. 减少无效腔和降低呼吸道阻力，从而增加有效气体交换量。

4. 便于清除气道分泌物或脓血。

5. 防止呕吐或反流致误吸、窒息的危险。

6. 便于气管内用药（吸入或滴入）。

7. 特殊类型的气管导管如支气管导管（双腔导管）可分隔两侧肺而起到单肺通气、便于手术操作及防止患侧肺污染健侧肺。

二、适应证

1. 实施机械通气　需要接受有创机械通气的患者，首先应建立人工气道，提供与呼吸机连接的通道。主要用于呼吸心搏骤停、呼吸衰竭、呼吸肌麻痹和呼吸抑制者等。

2. 上呼吸道梗阻　意识障碍的肥胖患者、口鼻咽及喉部软组织损伤、异物等均可引起上呼吸道梗阻。

3. 气道保护性机制受损　生理性的吞咽、咳嗽反射可以保护呼吸道，如意识改变或支配这些反射的脑神经（迷走神经为主）受损或麻醉时，气道保护性机制受损，易发生反流、误吸，甚至窒息。

4. 气道分泌物潴留　咳嗽反射受损时，分泌物潴留易导致肺部感染及肺不张。此时，建立人工气道，清除分泌物是控制肺部感染的重要措施。

三、禁忌证

紧急抢救时，经口气管插管无绝对禁忌证，但患者存在上呼吸道烧伤、喉头水肿及颈椎损伤时，应慎重操作或选择其他建立人工气道的方法。其中，各种原因导致上呼吸道水肿已经出现呼吸困难者，说明狭窄已非常严重，一次插管不成功即可因操作导致水肿进一步加重而窒息，故应尽可能选用气管切开等方式解决气道问题，若别无选择，也应选用可保持患者基本通气要求的小号导管。颈椎损伤患者原则上采用纤维支气管镜插管以避免加重颈椎损伤。

四、操作前准备

物品准备。①喉镜：成人用弯镜片，小儿用直镜片。②气管导管：经口插管，气管导管内径男性一般用7号，女性7～7.5号；经鼻插管，气管导管内径要相对小0.5号；向套囊内注入气体看是否漏气，前端润滑。③管芯：前端勿超出斜口。④牙垫：急用时可用注射器代替。⑤简易呼吸球囊连接氧气，吸引设备，必要时准备麻醉剂、呼吸机、插管钳。

五、操作步骤

对于呼吸心搏骤停或深昏迷的急诊患者，只要条件具备，应立即行气管插管，通常于直视下使用喉镜进行经口气管插管。

（一）经口气管插管

1. 患者取仰卧位，头后仰，使口、咽、喉轴线尽量呈一直线。

2. 以右手拇指、示指和中指提起下颌，并使患者张口，以左手持喉镜沿口角右侧置入口腔，将舌体推向左侧，沿正中线缓慢轻柔通过悬雍垂，至舌根见会厌。如用弯喉镜片则推进镜片，使其顶端抵达会厌谷处，然后上提喉镜间接提起会厌暴露声门。如用直喉镜片，则直接用喉镜片挑起会厌暴露声门。

3. 当看见声带时，右手持气管导管，斜口端对准声门裂。沿喉镜走向将导管插入，通过声门进入气管。看到充气套囊通过声带，喉镜即可退出，再将导管插深1cm或更多一点，注意并记录导管在上门齿标记的厘米数，一般情况下，男性患者插入深度为距上门齿22～24cm，女性为20～22cm，防止插入过深进入气管分支。

4. 导管插入后立即塞入牙垫。套囊充气，向气管导管套囊，用注射器充气约5ml。立即检查气管导管的位置，确定其是否在气管内。方法如下：气管导管内持续有凝集的水蒸气；按压胸廓有气体自导管逸出；接简易呼吸器人工通气可见胸廓抬起；两肺部听诊有对称的呼吸音，上腹部听诊则无气过水声。将导管与牙垫用胶布固定，并与患者面部固定。

（二）经鼻气管插管

通常在行紧急气管内插管时，经口插管是首选方法。但对于张口困难、下颌活动受限、颈部损伤、头不能后仰或口腔内损伤，难以经口插管等情况应选用经鼻气管插管。此外，因为经鼻气管插管的患者对导管的耐受性强，所以也适用于需长时间保留导管的患者。一般认为头部损伤，特别是考虑到有颅底骨折的患者，不能采用此方法，因为有可能使导管通过颅底骨折处置入颅内。此外，经鼻插管的难度较大且费时，对鼻黏膜损伤大，不作为首选。

六、注意事项及并发症处理

1. 注意每次操作时，中断呼吸时间不应超过30～45秒，如一次操作未成功，应立即给予面罩纯氧通气，然后重复上述步骤。

2. 并发症处理

（1）损伤：常见有口腔、舌、咽喉部的损伤，出血，牙齿脱落及喉水肿。

（2）误吸：由于上呼吸道的插管和手法操作，多能引起呕吐和胃内容物误吸，可用Solliok手法，即后压环状软骨，从而压塞食管，避免胃内容物反流和误吸。

（3）缺氧：通常每次插管操作时间不应超过30秒。

（4）插管位置不当：由于操作不当，导管误插入食管。

（5）喉痉挛：是插管严重并发症，可导致缺氧加重，甚至心搏骤停。可用肌肉松弛药或镇静剂缓解，必要时立即行环甲膜穿刺或气管切开。

（6）插管过深：进入一侧主支气管，导致单肺通气，发生低氧血症。

（7）预防：为避免上述并发症的出现，有如下建议。①操作者应有熟练的插管技术。②心搏骤停者应立即行气管插管，避免胃扩张误吸。③如喉镜无法使用或30秒内插管未成功，应立即给予100%纯氧，并采用其他通气方式，随后再试。④于会厌处按压环状软骨，可减少胃扩张和反流误吸。⑤采用高容量低压气管导管套囊。

第二节　气管切开术

一、目的

切开颈段气管前壁并插入气管套管，使患者可以经过新建立的通道进行呼吸。

二、适应证

1. 需要长时间接受机械通气的重症患者。

2. 喉阻塞，如喉部炎症、肿瘤、外伤、异物等原因引起的喉阻塞，呼吸困难明显而病因不能消除者。

3. 下呼吸道分泌物阻塞，严重颅脑外伤、胸部外伤、肺部感染、各种原因所致的昏迷、颅脑病变、神经麻痹、呼吸道烧伤或胸部大手术后等，咳嗽反射受抑制或消失，致下呼吸道分泌物潴留者。气管切开不仅可用吸引器通过气管套管充分吸出阻塞的分泌物，减少呼吸道无效腔和降低阻力，增加肺部有效的气体交换，并可将药物直接送入下呼吸道，提高治疗效果；在呼吸停止时，还可施行人工呼吸器控制呼吸。

4. 预防性气管切开术，作为口腔、咽、喉或颈部大手术的辅助手术。

5. 极度呼吸困难、无条件行气管插管和无时间、不允许行正规气管切开术时，可行紧急气管切开术。

三、禁忌证

无绝对禁忌证，明显出血倾向时慎用。慢性阻塞性肺疾病反复合并呼吸衰竭者应权衡利弊，避免过早气管切开。

四、操作前准备

1. 准备气管切开包。

2. 肾上腺素、利多卡因、生理盐水。

3. 无菌手套、吸痰管、球囊面罩、注射器、纱布、听诊器、气管切开导管、吸引器等。

五、操作步骤

1. 体位　一般取仰卧位，肩部垫高，头后仰正中位，使颈段气管保持在颈中线上并与皮肤接近，便于手术时暴露气管。若后仰使呼吸困难加重，则可使头部稍平，或待切开皮肤分离筋膜后再逐渐将头后仰。如呼吸困难严重不能平卧时，可采用半坐位或坐位，但暴露气管比平卧时困难。

2. 消毒与麻醉　常规消毒（范围自下颌骨下缘至上胸部）、铺巾，以1%～2%利多卡因溶液作颈部前方皮肤与皮下组织浸润麻醉。病情十分危急时，可不消毒麻醉而立即进行紧急气管切开术。

3. 切口选择　①横切口：在环状软骨下约2cm处沿皮肤横纹横行切开长2～3cm的皮肤、皮下组织。②纵切口：操作者站于患者右侧，以左手拇指和中指固定环状软骨，示指抵住甲状软骨切迹，以环状软骨下约2cm为中点，沿颈正中线切开皮肤与皮下组织（切口长度约3cm），暴露两侧颈前带状肌交界的白线。纵切口所需手术时间稍短，但遗留瘢痕明显。现今常规气管切开术中，纵切口已逐渐被横切口取代。但对病情严重、颈部粗短或肿胀的患者，宜采用纵切口并使切口加长，以便操作及缩短手术时间。

4. 分离气管前组织　用血管钳沿中线分离组织，将胸骨舌骨肌及胸骨甲状肌向两侧分开。分离时，可能遇到怒张的颈前静脉，必要时可切断、结扎。如覆盖于气管前壁的甲状腺峡部过宽，在其下缘稍行分离后，用拉钩将峡部向上牵引，需要时可将峡部切断、缝扎，以便暴露气管。在分离过程中，始终保持头正中位，切口双侧拉钩的力量应均匀，并常以手指触摸环状软骨及气管，以便手术始终沿气管前中线进行。注意不要损伤可能暴露的血管，并禁忌向气管两侧及下方深部分离，以免损伤颈侧大血管和胸膜顶而致大出血和气胸。

5. 确认气管　分离甲状腺后，可透过气管前筋膜隐约看到气管环，并可用手指摸到环形的软骨结构。确认有困难时，可用注射器穿刺，看有无气体抽出，以免在紧急时把颈部大血管误认为气管。在确认气管已显露后，尽可能不分离气管前筋膜，否则，切开气管后，空气可进入该筋膜下，并下溢致纵隔气肿。

6. 切开气管　确定气管后，于第3～4软骨环处用尖刀于气管前壁正中自下向上挑开两个气管环。尖刀切勿插入过深，以免刺伤气管后壁和食管前壁，引起气管食管瘘。切口不可偏斜，否则插入气管套管后容易将气管软骨环压迫塌陷；切开部位过高易损伤环状软骨而导致术后瘢痕性狭窄。如气管套管需留置时间较长，为避免软骨环长期受压坏死或发生软骨膜炎，可将气管前壁切成一圆形瘘孔。

7. 插入气管套管　切开气管后，用弯血管钳或气管切口扩张器插入切口，向两侧撑开。再将带有管芯的套管外管顺弧形方向插入气管，并迅速拔出管芯，放入内管。若有分泌物自管口咳出，证实套管确已插入气管；如无分泌物咳出，可用少许纱布纤维置于管口，看其是否随呼吸飘动；否则，为套管不在气管内，需拔出套管重新插入。

8. 创口处理　套管插入后，仔细检查创口并充分止血。如皮肤切口过长，可缝合1～2针，一般不缝下端，因下端缝合过紧，气管套管和气管前壁切口的下部间隙可有空气逸出至皮下组织而致皮下气肿。将套管两侧缚带系于颈侧部固定，注意松紧要适度，不要打活结，以防套管脱出而突然窒息。可用止血带套于缚带外以减轻皮肤损伤。最后在套管底板下垫一切口纱布。

第三节　经皮气管切开术

一、目的

同气管切开术。

二、适应证

同气管切开术。

三、禁忌证

同气管切开术。

四、操作前准备

1. 常规器械及药品准备　氧气，吸引器，面罩，喉镜，气管插管，气管切开包，抢救药品。

2. 患者准备　适当镇静镇痛。

五、操作步骤

1. 选取正中仰卧位，头后伸，肩部垫高的体位，下颌、喉结、胸骨上切迹三点一线。

2. 选第1～3气管软骨间隙（以环状软骨为定位标志）作为穿刺点，常规消毒铺单，利多卡因表皮麻醉后，于穿刺点横行作一长2cm切口至皮下。

3. 以套管加针芯穿刺气管，后接注射器，当有突破感后，回抽注射器，若抽得气体，证明在气管内。

4. 取出针芯，将棉絮放在套管口，若套管在气管内，棉絮将随患者呼吸气流飘动。经套管放入导丝，此时若患者咳嗽反射强烈证明导丝在气管内，可给予适当镇静药物，以利于进一步操作。

5. 拔除套管，沿导丝放入扩张器，扩张皮下组织。

6. 沿导丝推送扩皮钳，扩张皮下组织及气管环。

7. 延导丝置入气管套管，拔除导丝，及时吸除穿刺处痰液和血液。固定气管套管。

8. 术后根据术中出血情况，可适当运用止血药物。术后，气管切开常规护理，定时消毒，更换敷料。

六、注意事项及并发症处理

1. 应注意气管切开的正确部位　在气管两侧、胸锁乳突肌的深部有颈内静脉和颈总动脉等重要血管。在环状软骨水平，上述血管距中线位置较远，向下逐渐移向中线，于胸骨上窝处与气管靠近。气管切开术应在以胸骨上窝为顶、胸锁乳突肌前缘为边的安全三角区内沿中线进行，不得高于第2气管环或低于第5气管环。

2. 选择合适的气管套管　术前选择合适的气管套管是十分重要的。气管套管多由合金制成，分外管、内管和管芯三个部分，应注意这三个部分的长短、粗细是否一致，管芯插入外管和内管插入外管时，是否相互吻合无间歇，是否灵活。套管的长短与管径的大小要与患者年龄相适合。一般成人女性用5号（内径9.0mm、长75mm）气管套管、男性用6号（内径10mm、长80mm）气管套管。在合理的范围内，应选用较粗的套管，有以下优点：①减少呼吸阻力。②便于吸痰。③套管较易居于气管中央而不易偏向一侧。④气囊内注入少量气体即可在较低压力下使气管密闭。应用塑料套管时，男性可选8号，女性可选7.5号，并建议采用配备声门下吸引管的套管。

3. 防止套管阻塞或脱出 气管切开后患者再次发生呼吸困难，应考虑如下3种原因，并及时处理。①套管内管阻塞：迅速拔出套管内管，呼吸即可改善，说明内管阻塞，清洁后再放入。②套管外管阻塞：拔出内管后仍无呼吸改善，滴入无菌液体，并吸出管内渗出分泌物后呼吸困难即可缓解。③套管脱出：脱管的原因多见于套管缚带太松，或是气囊漏气，或为活结易解开；套管太短或颈部粗肿；皮下气肿及剧烈咳嗽、挣扎等。如脱管，应立刻重新插入。应经常检查套管是否在气管内。

4. 并发症处理 ①皮下气肿：最常见。多因手术时气管周围组织分离过多、气管切口过长或切口下端皮肤缝合过紧等所致。切开气管或插入套管时发生剧烈咳嗽，易促使气肿形成。吸气时气体经切口进入颈部软组织中，沿肌肉、筋膜、神经、血管壁间隙扩散而达皮下。轻者仅限于颈部切口附近，重者蔓延至颌面部、胸、背、腹部等。皮下气肿一般在24小时内停止发展，可在1周左右自行吸收。严重者应立即松解伤口缝线，以利气体逸出。范围太大者应注意有无气胸或纵隔气肿。②气胸与纵隔气肿：呼吸极度困难时，胸腔负压很大而肺内气压很小，气管切开后，大量空气骤然进入肺泡；加上剧烈咳嗽，肺内气压突然剧增，可使肺泡破裂而形成气胸。手术时损伤胸膜顶也是直接造成气胸的原因。过多分离气管前筋膜，气体可由此进入纵隔致纵隔气肿。少量可自行吸收，严重者可行胸腔穿刺排气或引流；纵隔气肿可由气管前向纵隔插入钝针头或塑料管排气。③出血：分为原发性出血和继发性出血。前者较常见，多因损伤颈前动脉、静脉、甲状腺等，术中止血不彻底或血管结扎线头脱落所致。术后少量出血，可在套管周围填入无菌纱条，压迫止血。若出血多，立即打开伤口，结扎出血点。继发性出血较少见，其原因为：气管切口过低，套管下端过分向前弯曲磨损无名动脉、静脉，引起大出血。遇有大出血时，应立即换入带气囊的套管或麻醉插管，气囊充气，以保持呼吸道通畅的同时采取积极的抢救措施。④其他：可能有伤口与下呼吸道感染、气管食管瘘、气管狭窄、气管扩张和软化等。

第四节 环甲膜穿刺术

一、目的

1. 紧急开放气道，解除上呼吸道梗阻，缓解严重呼吸困难和窒息。
2. 气管内注射药物。

二、适应证

1. 急性上呼吸道梗阻。

2. 喉源性呼吸困难（如白喉、喉头水肿）。

3. 头面部严重外伤导致无法从口或鼻进行气管插管。

4. 无气管切开条件而病情紧急需快速开放气道时。

5. 需气管内注射药物治疗者。

三、禁忌证

1. 无绝对禁忌证。

2. 已明确呼吸道阻塞发生在环甲膜水平以下及严重出血倾向时，不宜行环甲膜穿刺术。

3. 无法明确触及环甲膜解剖位置。

4. 环甲膜下方占位或肿瘤。

5. 急性喉头感染或创伤。

四、操作前准备

1. 物品准备

（1）穿刺用品：10ml无菌注射器、12～16号带套管的静脉穿刺针（12岁以下儿童采用12～16号针头）、生理盐水、2%利多卡因溶液、无菌手套、无菌纱布、无菌弯盘等。

（2）消毒用品：0.5%聚维酮碘、无菌棉签、手消毒液。

（3）其他：气管导管接头、简易呼吸器、氧气、高频喷射呼吸机、所需治疗药物、医用胶布。

2. 操作者准备

（1）按要求规范着装，戴帽子、口罩。

（2）核对患者信息。

（3）情况许可时，向患者或家属做沟通，并签署知情同意书。

五、操作步骤

1. 体位　患者去枕平卧，肩下垫一薄枕，头后仰，使气管向前突出，头颈保持中位线。操作者洗手，站于患者一侧。

2. 消毒　使用0.5%聚维酮碘消毒液消毒颈部环甲膜周围皮肤3遍，消毒范围不少于15cm，紧急情况时可不用消毒、麻醉。

3. 麻醉　一般采用局部麻醉。操作者戴无菌手套，用注射器抽取2%利多卡因5ml，自环状软骨下缘至胸骨上窝，于颈前中线行皮下和筋膜下浸润麻醉。

4. 穿刺

（1）确定穿刺位置：环甲膜位于甲状软骨下缘和环状软骨之间，为上下窄、左右宽的筋状组织，手指触摸呈一椭圆形小凹陷，正中部位最薄，为穿刺部位。

（2）准备：检查穿刺针是否完好、通畅。注射器抽取2～5ml生理盐水备用。

（3）穿刺：操作者戴无菌手套，右手持穿刺针垂直刺入环甲膜，有落空感时到达喉腔，即刻连接注射器并回抽，可见大量气泡经液体逸出。此时患者可出现咳嗽反射，可注入少许生理盐水诱发咳嗽，表明穿刺成功。遂将外套管向气管内推入，同时去除穿刺针针芯及注射器，固定套管。

（4）通气：连接气管插头接头，接呼吸球囊，持续给氧。如需气管内给药，可进行相应操作。

（5）拔管：完成穿刺目的后，拔出套管针。用消毒棉球压迫穿刺点，无菌纱布覆盖。

六、注意事项及并发症处理

（一）注意事项

1. 穿刺时进针不宜过深，避免损伤喉后壁黏膜，必须回抽到气体，确定针尖在喉腔内才能进行其他操作。

2. 注射速度要快，注射完毕后迅速拔出针头，以避免因注射药物引起患者吞咽及咳嗽，针尖移动损伤喉部的黏膜。

3. 注射药物以生理盐水配制，以减少对气管黏膜的刺激。

（二）并发症及处理

1. 出血　对凝血功能障碍者应慎重穿刺。

2. 假道形成　准确定位环甲膜，谨慎穿刺，避免假道形成。

3. 食管穿孔　穿刺时不可用力过猛，以免穿透气管，穿破食管，形成食管气管瘘。

4. 皮下气肿　穿刺后不可过长时间通气，有条件时进行正规气管切开术。

本章练习题

【单选题】

1. 下列哪项不是气管插管的最佳适应证（　　）

A. 呼吸心搏骤停

B. 严重呼吸衰竭

C. 麻醉手术需要

D. 上呼吸道梗阻

E. 上呼吸道严重烧伤

2. 气管切开术后出现广泛皮下气肿最简单的处理方法是（　　）

A. 抽吸气体

B. 松解伤口缝线

C. 更换气管套管

D. 让其自行吸收

E. 以上都不是

3. 每次插管时间不应超过（　　）

A. 10s

B. 15s

C. 20s

D. 25s

E. 30s

4. 一般情况下，女性患者的插管深度为（　　）

A. 18 ～ 20cm

B. 20 ～ 22cm

C. 22 ～ 24cm

D. 24 ～ 26cm

E. 23 ～ 25cm

5. 下列哪项不是气管插管的并发症（　　）

A. 牙齿脱落

B. 喉痉挛

C. 误吸

D. 皮下气肿

E. 低氧血症

6. 环甲膜穿刺后进行通气，下列描述正确的是（　　）

A. 通气时间不可过长，一般不超过72小时

B. 通气时间不限，直到呼吸困难缓解

C. 通气时最好不要咳嗽，必要时可适当应用镇咳药物

D. 喉头水肿时不适合环甲膜穿刺通气

E. 通气方法不当，可导致肺气肿

7. 下列哪项不是环甲膜穿刺术的并发症（　　）

A. 局部出血

B. 形成假道

C. 食管穿孔

D. 皮下气肿

E. 气胸

8. 下列哪项最适合进行环甲膜穿刺术（　　）

A. 慢性阻塞性肺疾病致呼吸衰竭

B. 吉兰-巴雷综合征

C. 喉部水肿

D. 气管异物

E. 第二气管环部离断

9. 患儿，女，5岁。因药物过敏反应出现严重喉头水肿，呼吸困难明显，目前应

采取的最佳措施为（　　）

    A．鼻导管吸氧

    B．心肺复苏

    C．环甲膜穿刺通气

    D．环甲膜切开通气

    E．球囊面罩加压给氧

10．环甲膜穿刺时，确定穿刺针在气管内的方法是（　　）

    A．保持与皮肤垂直进针

    B．患者咳出带血的分泌物

    C．进针角度保持与颈长轴成45°

    D．见局部有少量出血

    E．回抽注射器见有气泡逸出

第六章

机械通气术

一、目的

1. 通过改善肺泡通气量、增加功能残气量、降低氧耗，可纠正低氧血症和组织缺氧。

2. 纠正急性呼吸性酸中毒，但动脉血二氧化碳分压并非一定要降至正常水平。

3. 缓解缺氧和二氧化碳潴留引起的呼吸窘迫。

4. 防止或改善肺不张。

5. 防止或改善呼吸肌疲劳。

6. 保证镇静和肌松剂使用的安全性。

7. 减少全身和心肌氧耗。

8. 降低颅内压。

9. 在胸壁完整性受损的情况下，机械通气可促进胸壁稳定，维持通气和肺膨胀。

二、适应证

1. 通气异常

（1）呼吸肌功能障碍或衰竭：如呼吸肌疲劳、胸壁稳定性异常、结构异常，以及吉兰-巴雷综合征、重症肌无力、进行性肌营养不良等神经肌肉疾病。

（2）通气驱动降低：如苯二氮䓬类药物中毒、肺性脑病等。

（3）气道阻力增加和/或阻塞：如哮喘、慢性阻塞性肺疾病等。

2. 氧合异常

（1）顽固性低氧血症、急性呼吸窘迫综合征。

（2）需要呼气末气道正压。

（3）呼吸功明显增加。

3. 需要使用镇静剂和/或肌松剂。

4. 需要降低全身或心肌氧耗。

5. 需要适当过度通气，降低颅内压。

6. 需要肺复张，防止肺不张。

三、禁忌证

一般认为，机械通气没有绝对禁忌证，但有一些特殊疾病，如气胸及纵隔气肿未行引流，肺大疱和肺囊肿，低血容量性休克未补充血容量，严重肺出血，气管-食管瘘等，机械通气有可能使病情加重。但在出现致命性通气和氧合障碍时，应积极处理原发病（如尽快行胸腔闭式引流，积极补充血容量等），同时不失时机地应用机械通气。

以下疾病可归结为机械通气的相对禁忌证，以提醒临床医生采取适当的处理手段。

1. 张力性气胸或气胸　气胸患者接受机械通气治疗，易发生张力性气胸，而张力性气胸患者如接受机械通气治疗，则病情会进一步恶化。因此，这类患者在接受机械通气前或同时，必需采取胸腔闭式引流。

2. 大咯血或严重误吸引起的窒息性呼吸衰竭　不宜立即用呼吸机进行正压通气，因为气道被血块或误吸物阻塞，正压通气会把血块或误吸物压入小支气管而易发生肺不张，对以后的治疗和恢复不利。应首先采取措施，将血块或误吸物清除，再进行正压通气。当然，不能一味地强调清除血块或误吸物而导致患者通气不足和缺氧，在清除误吸物的同时，应保证供氧。

3. 伴肺大疱的呼吸衰竭　肺大疱患者接受机械通气时，大疱内压力可升高而引起大疱破裂，发生张力性气胸。这类患者使用呼吸机时应注意患者肺大疱的程度、范围及是否有气胸病史，正压通气的压力应尽可能低，而且在机械通气过程中，应密切注意观察患者生命体征和肺部体征，以防发生气胸。一旦发生气胸，应立即进行胸腔闭式引流。

4. 严重心力衰竭　严重心力衰竭患者如并发呼吸衰竭，应实施机械通气，但机械通气有可能影响心脏前后负荷，因此，需要选择适当的机械通气模式，将机械通气对循环的影响降到最低限度，并密切观察循环的改变，必要时应持续监测血流动力学变化。

四、操作前准备

1. 准备好合适的机器

2. 选择机械通气模式　呼吸类型与变量之间的关系被称为呼吸机模式。在机械通气期间，通气模式是最主要的设置部分。呼吸机模式有很多，没有清晰的证据表明哪个模式更优越，因此，通常还是根据临床医生的偏好或习惯来选择。常用呼吸机模式包括以下几种。

（1）辅助/控制通气（assist/control ventilation，A/C）：多数呼吸机均具有A/C模式。使用该模式时，患者的每一次呼吸均被呼吸机支持，患者呼吸频率可高于设置的机械通气频率。应用A/C模式需设置以下参数：潮气量、吸气流速、气流模式、触发灵敏度、机械通气频率等。吸气向呼气的切换为时间切换（或容量切换）。

该模式具有以下优点：既具有控制通气安全性的特点，又使呼吸机与患者呼吸同步，支持患者的每一次呼吸。

当然，A/C模式也具有一些不足之处，主要表现为：①由于峰值流速不足、触发灵敏度低，使患者额外做功，总呼吸功增加，在自主呼吸较强的患者尤为突出。②清醒、非镇静患者往往不能耐受，需用镇静剂使患者与呼吸机协调同步。③常发生过度通气和呼吸性碱中毒。④慢性阻塞性肺疾病患者应用该模式不当时，有可能使肺内气体闭陷加重。⑤当同时有压力限制时，患者气道阻力增加、自主呼吸加强或人机对抗时，潮气量就难以保证。

（2）压力控制通气（pressure control ventilation，PCV）：PCV模式是一种预设压力、时间切换的控制通气模式，使用该模式时，患者的每一次呼吸均被呼吸机支持，患者呼吸频率可高于设置的机械通气频率。应用PCV模式需设置以下参数：压力控制水平、触发灵敏度、机械通气频率、吸气时间或吸呼比等参数。吸气向呼气切换为时间切换。

该模式具有以下优点：①具有控制通气安全性的特点。②气流模式为减速气流，吸气早期流速较高，有助于使塌陷肺泡复张，同时该模式也较符合患者的生理需要。

当然 PCV 也具有一些不足，表现为：①潮气量不稳定是应用 PCV 最需注意的问题，潮气量不仅与 PCV 压力水平有关，还与肺顺应性、气道阻力等因素有关，因此，应持续监测潮气量。②清醒、非镇静的患者往往不能耐受，需用镇静剂使患者与呼吸机同步。③易发生过度通气和呼吸性碱中毒。

（3）压力支持通气（pressure support ventilation，PSV）：是一种预设压力、流速切换的辅助通气模式，对患者的每一次呼吸均给予支持。吸入向呼气的切换为流速切换，大多数呼吸机是在吸入流速降低到峰值流速的 20% ～ 25% 时切换到呼气。PSV 既可作为自主呼吸较稳定患者的一种辅助通气模式，也可作为一种撤机手段。PSV 需设置的呼吸机参数包括预设压力水平和触发灵敏度。部分呼吸机还可设置吸气时的压力上升速度。

PSV 具有下列优点：①呼吸由患者自己控制，人机对抗比 SIMV 和 A/C 少，患者较为舒适。②PSV 水平越高，呼吸机做功越多，患者做功就越少，随着 PSV 支持水平的增加，潮气量逐渐增加，而呼吸频率逐渐降低，因此，可根据患者的潮气量和呼吸频率来选择 PSV 的支持水平。③应用 5 ～ 12cmH$_2$O 的 PSV 时，呼吸机做功可完全克服气管插管和按需阀的附加阻力，减少患者做功。④通过调节 PSV 支持水平，患者可完全不做功，也可逐渐增加做功水平，有利于呼吸肌的锻炼。⑤PSV 有助于撤机困难的患者尽早撤机。

PSV 最大的缺点是潮气量不固定，影响因素多。潮气量不仅与 PSV 压力水平有关，还与肺顺应性、气道阻力、患者吸气力量、人机协调性等因素有关。

（4）同步间歇指令性通气（synchronized intermittent mandatory ventilation，SIMV）：是呼吸机强制指令通气与患者自主呼吸相结合的通气模式，大多数呼吸机均具有该通气模式。呼吸机强制指令通气的送气方式与 A/C 类似，一般在触发窗内如患者有吸气触发，则按预设的潮气量、气体流速、吸气时间给患者送气；如在触发窗内患者无吸气触发，则在该指令通气周期结束后，呼吸机按预设的条件强制送气。在触发窗外患者吸气触发，呼吸机不予支持，则这次呼吸为自主呼吸。当然，SIMV 也允许对触发窗外的自主呼吸进行一定水平的压力支持，即 SIMV ＋ PSV 通气。

SIMV 模式需设置下列参数：指令通气的潮气量，吸气流速/吸气时间、频率及触发灵敏度。SIMV 的主要优点包括：①既保证指令通气，又使患者不同程度地通过自主呼吸做功。②通过调节 SIMV 指令通气频率，既可减少患者做功，又可增加患者做功。③SIMV 是常用的撤机手段。

当然，SIMV 也存在一些不足，表现为：①与 A/C 类似，常引起过度通气和呼吸性碱中毒。②由于按需阀反应较迟钝、呼吸机管道阻力及气体流速不能满足患者吸入需要等因素，患者往往需要额外做功，使呼吸功明显增加。③慢性阻塞性肺疾病患者应用 SIMV 时，可能使肺内气体闭陷加重。

根据SIMV中指令通气的特征，可分为容量型和压力型两种。容量型SIMV＋PSV模式中，指令通气为容量恒定，吸气流速为方波，气道压力随患者的气道阻力和顺应性变化。而在压力型SIMV＋PSV模式，其气道压力恒定，吸气流速为减速波，吸入潮气量亦随患者肺的气道阻力和顺应性变化。

五、操作步骤

呼吸机常规通气参数包括潮气量（tidalvolume，Vt）、呼吸频率（f）、吸气时间（Ti）或吸呼比（I/E）、吸气流速（flow）、触发敏感度、FiO₂、呼气末正压（positive end-expiratory pressure，PEEP）、报警范围、湿化器。

1. Vt的设置　是机械通气时首先要考虑的问题。潮气量调节由一个针状气体流量调节阀控制，顺时针方向调节流量增加，反之则减少。容量控制通气时，潮气量设置的目标是保证足够的气体交换及患者的舒适性，成人潮气量一般为6～8ml/kg。潮气量大小的设定应考虑以下因素：胸肺顺应性、气道阻力、呼吸机管道的可压缩容积、氧合状态、通气功能和发生气压伤的危险性。在潮气量设置过程中，为防止发生气压伤，一般要求气道平台压力不超过30cmH₂O。此外，还要考虑呼吸机的类型，应用对管路的可压缩容量能自动代偿的呼吸机比不能自动代偿的呼吸机，潮气量要减小，因为此时设置的潮气量就是实际输送给患者的潮气量。潮气量过大，可导致气道压过高和肺泡过度扩张，诱发呼吸机相关性肺损伤，这在急性呼吸窘迫综合征患者尤易发生。潮气量过小，易引起通气不足。特殊状况下，如有肺大疱、可疑气胸、血容量减少尚未纠正、血压下降等，先将潮气量设置在较低水平，以预防通气不足；对于脑出血或缺血、脑外伤等中枢神经系统疾病引起的急性呼吸衰竭，在纠正缺氧的前提下，保持轻度过度通气，有助于减轻脑血管扩张，降低颅内压，潮气量可设置为8～10ml/kg。对于压力控制通气，潮气量的大小主要由预设的压力水平、吸气时间、呼吸系统的阻力及顺应性决定；最终应根据动脉血气分析进行调整。

2. f的设置　应考虑通气模式、潮气量的大小、PaCO₂目标水平和患者自主呼吸能力等因素。一般新生儿设定为40～50次/分，婴儿设定为30～40次/分，成人设定为12～20次/分，急/慢性限制性肺疾病如急性呼吸窘迫综合征、胸廓畸形、肺间质纤维化和大量胸腔积液等也可设定f超过20次/分（21～24次/分），机械通气15～30分钟后，应根据PaO₂、PaCO₂和pH进一步调整机械通气频率。另外，机械通气频率的设置不宜过快，以避免肺内气体闭陷，产生内源性PEEP。一旦产生内源性PEEP，将影响肺通气/血流，增加患者呼吸功，并使气压伤的危险性增加。假如自主呼吸频率快（＞28次/分）时，初始呼吸频率不易设置过低，否则易出现呼吸机对抗，随着引起自主呼吸频率增快原因的去除，再将呼吸频率逐渐下调。

3. Ti或I/E的设置　机械通气时呼吸机I/E的设定应考虑机械通气对患者血流动力学的影响、氧合状态、自主呼吸水平等因素，适当的设置能保持良好的人机同步性。正常的呼吸方式吸气时间长，呼气时间短，I∶E通常设置为1∶（1.5～2.5），平均1∶2。存在自主呼吸的患者，呼吸机送气应与患者吸气相配合，以保证两者同步。一般吸气需要

0.8～1.2秒，通常设置1.0秒。I/E为1：（1.5～2）。Ti有助于吸入气分布，呼气时间有助于CO_2排出。对于控制通气的患者，一般Ti较长、I/E稍高可提高平均气道压力，改善氧合。但延长Ti，减少呼气时间，可导致气体闭陷和内源性PEEP，应注意监测患者血流动力学的改变。另外，Ti过长，患者不易耐受，可能导致人机对抗，往往需要使用镇静剂，甚至肌松剂，临床应用中需注意。通常对于限制性疾病，I/E可设置为1：（1～1.5），阻塞性通气障碍可适当延长呼气时间，调至1：（2.5～3）或更长，心功能不全设置为1：1.5，急性呼吸窘迫综合征可适当延长吸气时间，甚至反比通气，但应避免肺泡过度通气，增加肺损伤。容量控制通气模式可以设定吸气暂停时间，吸气暂停时间一般计入Ti内，呼吸暂停时间占呼吸周期的10%～15%。

4. 吸气流速的设置　许多呼吸机需要设定吸气流速，吸气流速一般情况下以使气流满足患者吸气做功为目标。容量控制模式下，根据患者吸气力量的大小和分钟通气量，临床上常用的吸气流速成人为40～100L/min，平均60L/min；婴儿为4～10L/min。流速与送气时间的乘积为潮气量，在潮气量设定的条件下，调节吸气流速就是调节Ti，吸气流速越高，Ti越短；这种情况下潮气量、吸气流速、Ti是相互关联的。吸气流速可影响：①气体在肺内的分布。②CO_2排出量。③无效腔与潮气量比值和静动脉分流占血流量比值，因此，也影响PaO_2。由于吸气流速的大小将直接影响患者的呼吸功和人机配合，应引起临床医生重视。流速波形在临床常用减速波或方波。压力控制通气时，吸气峰值流率是由预设压力水平和患者吸气力量共同决定的，还需要设置吸气触发后达到目标压力所需的时间，这一参数在有些呼吸机上为压力上升时间，通常设为0.05～0.1秒，在有些呼吸机上为压力上升的斜率（ramp），通常设为75%左右，一般以使吸气流速恰好满足患者吸气努力为目标。

5. 触发灵敏度的设置　此类参数的作用在于决定呼吸机何时向患者送气，合适的触发灵敏度设置将明显使患者更舒适，促进人机协调。按触发信号的来源可分为由呼吸机触发和患者触发。呼吸机触发一般是指时间触发，参数为呼吸频率，呼吸机按照预设的呼吸频率定时给患者送气。此种触发方式多用于患者自主呼吸较弱或无自主呼吸时，如昏迷状态、全麻术后恢复期患者等。患者触发需要患者存在自主呼吸，触发信号为患者吸气动作导致的管路内流速或压力的变化。这种变化在呼吸机上体现为触发灵敏度，相应的有流速触发灵敏度和压力触发灵敏度。由于呼吸机和人工气道可产生附加阻力，为减少患者额外做功，应将触发灵敏度设置在较为敏感的水平上，但又不至于引起与患者用力无关的自发切换。一般情况下，压力触发灵敏度通常设为-2～-0.5cmH₂O。气管插管管径过小或狭窄、气道阻塞、肺实质僵硬等均可增加触发系统的不敏感性。流速触发灵敏度通常设为1～3L/min。上述两种触发方式可以单独使用，亦可联合应用。值得注意的是，触发灵敏度设置过于敏感时，气道内微小的压力和流量改变即可引起误触发，引起人机不同步，反而令患者不适。

6. FiO_2的设置　FiO_2指呼吸机送入气体中氧气所占的百分比，此参数的调节以能维持患者的血氧饱和度正常为目的。选择FiO_2需要考虑患者氧合状况、PaO_2目标值、PEEP和血流动力学状态。机械通气初始阶段可应用较高FiO_2（＞60%）以迅速纠正严重缺氧，以后通常设为能维持血氧饱和度＞90%（$PaO_2 \approx 60mmHg$）前提下的最低氧浓度，吸入高浓度氧可导致肺不张，产生氧中毒性肺损伤，一般要求$FiO_2 < 60\%$。低氧血症未完全纠正时，不能以一味提高FiO_2的方式纠正缺氧，可采用其他方式，如加用PEEP等。但如果病情严重，在吸痰前，纤维支气管操作过程中可给予短时间的高浓度氧。

7. PEEP的设置　PEEP指在呼气末维持气道内压为正压。PEEP具有较为复杂的生理效应，应用PEEP可增加肺泡内压和功能残气量，在整个呼吸周期维持肺泡的开放，使萎陷的肺泡复张，增加肺的顺应性；能对肺水的分布产生影响，改善通气/血流比例；还可减少内源性PEEP造成的吸气功增加等。应用PEEP不当可导致气道压增加；胸腔内压升高，回心血量减少，心排血量降低；增加中心静脉压和颅内压。PEEP水平的设置理论上应选择最佳PEEP，即获得最大氧输送的PEEP，临床上应用较为困难。一般情况下，对于胸部或上腹部手术患者，术后机械通气时采用3～5cmH$_2$O的PEEP，有助于防止术后肺不张和低氧血症。对于急性呼吸窘迫综合征患者，PEEP的选择应结合吸入氧浓度、吸气时间、动脉血氧分压水平、氧输送水平等因素综合考虑。一般认为，当严重换气障碍时（急性呼吸窘迫综合征、肺水肿、肺出血），需增加PEEP，一般在5～10cmH$_2$O，病情严重者可达15cmH$_2$O以上，但应该注意有可能引起肺泡过度膨胀，同时影响血流动力学，故近年主张应用恰当的PEEP来保持肺开放。在临床实践中，个体化滴定PEEP的方法很多，但目前未有研究证实何种PEEP设置方法最佳。曾有些学者提倡描绘急性呼吸窘迫综合征患者的静态或近似静态压力-容量（P-V）曲线，PEEP可设置在P-V曲线的低拐点（LIP）或LIP之上2cmH$_2$O。另有些学者主张以PEEP-FiO$_2$表格法，胸部X线、CT影像学法或者食管测压方法、肺复张后PEEP递减方法、最佳顺应性法、EIT滴定法来选择最佳PEEP值。当$FiO_2 > 60\%$时，如PaO_2仍低于60mmHg，应以增加PEEP为主，直到$PaO_2 > 80mmHg$。PEEP每增加或减少1～2mmHg，都会对血氧产生很大影响，这种影响数分钟内即可出现，减少PEEP应逐渐进行，并注意监测血氧变化，实际设置时还需根据具体情况。对慢性阻塞性肺疾病伴Ⅱ型呼吸衰竭患者，PEEP通常设为3～5cmH$_2$O，这类患者一般不需要加用PEEP来改善氧合和提高PaO_2，对存在内源性PEEP，可以加用70%～80%内源性PEEP以减轻吸气负荷。急性心源性肺水肿可逐渐加用5～10cmH$_2$O PEEP改善氧合。

8. 报警设置　呼吸机上所有报警都应该正确予以设置。容量（Vt或分钟通气量）报警，其临床意义是预防漏气和脱机。高水平设置与Vt或分钟通气量相同；低水平能维持生命的最低Vt或分钟通气量水平；压力报警分上、下限，用于对气道压力的监测。一般情况下，高压限设定在正常气道峰压上5～10cmH$_2$O，低压下限设定在能保持吸气的最低压力水平。低压报警装置是对脱机的又一种保护措施，高压报警多提示咳嗽、分泌物堵塞、管道扭曲、自主呼吸与机械通气拮抗或不协调等。窒息报警用来监控强制性或自主呼吸。呼吸机停机或患者无呼吸时报警，窒息设置为患者提供完全的通气支持，一般窒息报警多设定＞15秒。FiO$_2$报警一般高于或低于实际设置的FiO$_2$10%～20%。

（1）一级报警：须立即处理，危及生命。常见事件：电源故障，患者端无气体输送，呼气阀故障，患者端气体输送过多，时间故障。

（2）二级报警：可能危及生命。常见事件：环路漏气，环路部分阻塞，加温湿化器故障，I：E不当，供氧水平不合适（气/空氧混合器故障），自主周期，PEEP/持续气道正压通气（continuous positive airway pressure，CPAP）水平不合适（过高或过低）。

（3）三级报警：不危及生命但对患者有潜在危害。常见事件：肺部顺应性/阻力改变，呼吸频率过高，auto-PEEP，呼吸驱动改变（如中枢神经系统或肌功能改变）。

9. 湿化问题　有创通气患者均应进行气道湿化。进行主动湿化时，建议湿度水平在 $33 \sim 44 mgH_2O/L$，Y形接头处气体温度在 $34 \sim 41℃$，相对湿度达100%。高温的报警高限应该是不高于41℃，低温报警值应该以不低于Y形管接头处温度2℃为宜。有创通气患者进行被动湿化时，建议热湿交换器提供的吸入气湿度至少达到 $30 mgH_2O/L$。

六、注意事项及并发症处理

（一）人机不同步识别与处理

1. 人机不同步的原因　导致人机不同步的原因较多，主要有患者因素、呼吸机因素和操作者因素。患者因素为原发疾病的进展，疾病本身所致并发症的发生，机械通气所致并发症，疼痛、恐惧、焦虑不安等不良心理情绪和其他不适，如缺氧未得到纠正、气道分泌物增多、气道痉挛、不能耐受气管插管、肺动态过度通气、内源性PEEP、急性肺水肿、肺不张、气胸、呛咳、持续高热、严重感染、代谢性酸中毒、腹胀等。呼吸机因素，如呼吸机漏气、管道积水、呼吸机同步性能不佳、气管插管出现阻塞、异常移位现象、呼吸机管道发生严重扭曲、脱落、气囊漏气等现象，压缩机发生明显故障等。操作者因素，如医务人员未根据患者具体病情设置呼吸模式、触发灵敏度及相关参数等，也未随病情变化调整呼吸机的模式和相关参数，呼吸道管理意识和流程欠缺。

2. 人机不同步临床类型　根据呼吸机辅助通气周期的不同阶段，临床上将人机不同步分为3种主要类型。

（1）触发不同步：当呼吸机感受到患者呼吸做功过程中的压力下降（压力触发）或流速下降（流量触发）时，就会启动送气。包括无效触发、触发延迟、双触发和误触发。触发延迟或无效触发可能是触发器灵敏度设置不当所致。对于机械通气患者来说，灵敏的触发阈值可以降低不必要的肌肉负荷阈值，对于存在神经肌无力、通气驱动受损的危重患者尤为重要，且呼吸肌疲劳往往使触发和恢复更为复杂。此外，过于灵敏的触发器可能会导致误触发，即使是呼吸管路中的冷凝水、呼吸管路的小漏气或心脏震荡都会触发呼吸，导致过度换气、呼吸重叠或内源性PEEP。分钟通气量增加、呼气流速受限加重或呼气流速阻力增加也会产生内源性PEEP。内源性PEEP也会产生无效触发或延迟触发。因为在呼吸机回路中压力或流速发生改变并触发呼吸以前，患者的呼吸肌必须先克服肺泡内的PEEP。临床上，无效触发或延迟触发表现为发生于送气缺失或延迟后伴随患者呼吸做功的胸壁上升和/或腹壁运动。通过将手放在患者胸部并观察呼吸机对患者呼吸的反应来识别。当无效触发或延迟触发较为明显时，可见气道负压延迟或正压传导的缺失。一种容易被忽视的情况是呼气流速减少或逆传时呼吸机不送气，但由于呼吸机探测不到那些小而意义重大的呼吸做功，呼吸波形中往往也见不到那些重要的非同步触发。这需要通过体格检查或更灵敏的方式，如膈肌电活动（EAdi）或食管测压来发现。双触发是另一种非同步触发。如前所述，触发传感器过于灵敏可能导致双触发。还有两种情况会引起双触发：一种是呼吸机的呼吸周期在患者的呼吸做功终止前就已开始，一直持续到触发一次额外的呼吸。另一种双触发是反向触发，主要表现为呼吸机的触发引起患者呼吸控制中心的反射而启动自主呼吸做功，使初始呼吸延长或触发另一次呼吸。

（2）流速不同步：随着呼吸的启动，呼吸机按照设定的流速送气与呼吸肌的收缩同步。当流速与呼吸肌的收缩同步时，吸气肌的压力－时间乘积类似于正弦波；否则就会发生不同步，增加额外的负荷。临床上，由于患者的呼吸做功与目标流速不匹配（流量饥饿），流速不同步会使患者明显感到不适，主要表现为送气过程中气道压力－时间曲线下降。在控制呼吸模式下，可用压力－时间曲线计算辅助和支持时曲线下的面积差来评估这一负荷。急性呼吸衰竭时，吸气流速的需求增加，且这种需求会随着呼吸的变化而变化，因此，不同步更为明显。此时由于流速需求得不到满足，会增加吸气做功及患者的不适感，镇静需求也会增加。流速不同步在以固定流速送气的模式（流量触发）中更为常见，流速可变的模式（压力触发）则不易发生。

（3）吸呼周期不同步：机械通气周期、送气、停止送气、结束吸气基于多个标准，包括达到预设的 Ti（压力辅助呼吸）、输送预设的 Vt（容量辅助呼吸）及吸气流速下降到设定阈值（压力支持呼吸）。呼吸机的终末 Ti 必须与患者神经中枢的终末 Ti 一致，否则就会出现呼吸周期不同步。若中枢的 Ti 比呼吸机的 Ti 长，呼吸周期会过早出现，临床上表现为呼吸机呼气时吸气肌继续收缩以对抗胸壁突然发生的弹性回缩，使患者产生不适，在接近吸气末可见气道压力－时间曲线陡然升高，高于平台压。这种状况持续出现也会触发第二次呼吸，通常可见双触发或呼吸重叠。由于流速周期机制，气道阻塞意味着吸气时流速下降非常缓慢，呼吸机的 Ti 长于中枢的 Ti，这将导致内源性 PEEP 和非同步触发的增多，进而加重不同步。患者自身吸气时间经常在不断地变化，吸呼气转换提前常引起双触发，而吸呼气转换延迟常引起吸气末压力上升及无效触发。

3. 人机不同步的危害　人机不同步将对患者的预后产生很多不良影响：引起患者不适、增加呼吸做功、影响氧合、增加镇静剂的使用、加重通气相关肺损伤、导致撤机失败、延长机械通气时间和重症监护病房住院时间，并有可能增加病死率。Thille 等研究发现，人机不同步指数（不同步的触发除以总的呼吸频率）＞10% 的患者机械通气时间更长，病死率呈升高趋势。无创通气患者发生明显人机不同步时，患者耐受性变差，增加无创通气失败及气管插管的风险。在急性呼吸窘迫综合征患者中，人机不同步不仅产生上述不良影响，还进一步加重呼吸窘迫，导致机械通气不能取得预期的治疗效果；抑制过强的呼吸驱动和改善人机同步可能更有利于肺保护通气的实施。早期48小时的肌肉松弛治疗可提高重度急性呼吸窘迫综合征患者的生存率，改善人机同步性，从而减缓人机不同步导致的容积伤和气压伤。在慢性阻塞性肺疾病中，人机不同步可导致肺过度膨胀，膈肌功能障碍，增加呼吸功，影响撤机。

4. 人机不同步的处理

（1）保证基本的通气和氧合：根据患者的病情，合理地调整FiO_2和Vt等参数或使用简易呼吸器辅助通气。及时观察患者病情变化，予以对症处理，避免因病情进一步恶化而导致人机对抗；并根据人机对抗原因，采用针对性的防治措施，去除病因：①对气道阻塞患者首先应予通畅气道，解除阻塞，加强湿化和吸痰等气道管理。对高热或通气量需求较大的患者，可适当加大湿化及调整湿化的温度，防止气道脱水，分泌物干结，痰痂形成。分泌物过多加强抗感染和增加吸痰次数。支气管痉挛患者应及时给予支气管舒张剂，也可雾化吸入或静脉用药。②气管导管位置异常，如气管导管滑进一侧支气管可引起单肺通气，可予适当退管，恢复双肺通气，同时应加强对导管的固定，使其保持适当位置和深度。③若通气量不足，发生人机对抗，可复查动脉血气有助于呼吸参数的调整。④持续高热、严重感染、代谢性酸中毒等，需要适当提高支持力度，增加通气量。要警惕呼吸机呼气阀漏气、气囊漏气、管道漏气的可能，一旦证实，应及时更换。⑤并发气胸。病情危急时应立即穿刺排气，行胸腔闭式引流，促使肺复张。⑥机械通气中要重视心功能不全的原发病治疗。⑦关注患者的心理因素。患者的焦虑、紧张、恐惧等不良情绪及谵妄也是人机对抗的病因，针对患者的不良情绪进行心理疏导及相关护理是十分必要的。严重患者甚至需要采用镇静剂、镇痛剂及肌松药，但在采取该治疗措施时应慎重考虑，因为采用镇静剂与镇痛剂可以掩盖危及生命的临床情况，导致治疗的延误。⑧熟练掌握呼吸机的操作技能。在充分了解患者呼吸衰竭的病理生理特点、通气方式的生理学效应及治疗目的的基础上，全面掌握呼吸机性能、工作原理及操作要领。根据患者的实际病情设置个体化的通气参数，避免人机对抗的发生。⑨对呼吸机的维护。应由专业人员和维护小组对呼吸机进行定期检修、维护和记录，防止紧急使用时的故障发生。

（2）呼吸机通气策略调整的优化处理：理想的呼吸模式应在呼吸肌负荷最小的情况下，为患者提供足够的气体交换并保持人机同步。

1）触发不同步：是人机不同步的常见类型，优化触发是其关键。通过床旁呼吸波形监测可以识别触发不同步，应根据产生触发不同步的原因进行处理。无效触发和延迟触发的原因主要包括呼吸中枢驱动不足、呼吸肌无力、内源性PEEP、触发敏感度设置过高、呼吸支持水平过高、呼气阀开放延迟等。临床上采用流速触发代替压力触发，设置不产生误触发的最低触发敏感度水平，避免呼吸支持水平过高等方法有助于改善无效触发和延迟触发。对于内源性PEEP的处理策略，首先应该处理引起内源性PEEP的原因，如通畅气道，解除气道痉挛，改善气道阻力等。同时降低分钟通气量，延长呼气时间。仔细调整外源性PEEP也可降低内源性PEEP的触发负荷，减少外源性和内源性PEEP间的差值，降低额外负荷。使用食管球囊监测或床旁仔细调节PEEP水平可以达到这一目标。可用食管球囊监测的压力波形测量内源性PEEP，以其70%～80%设定外源性PEEP。无法监测食管压时，也可以通过经验及患者的反应滴定PEEP。PEEP设定恰当会减少呼吸延迟和不触发的发生，让患者感觉舒适。确定相应压力水平所需要的Vt非常重要。在使用容量触发、恒流的通气模式时应避免设置的PEEP高于内源性PEEP，因为PEEP过高会使吸气末压力升高。误触发的主要原因包括触发灵敏度设置过低、管路积水、管路漏气或心搏震荡等。临床上可通过提高触发敏感度，处理管路积水、漏气等方法进行处理。双触发的主要原因包括患者的吸气努力过强、呼吸支持力度不足以满足患者的通气需求、叹息、频繁咳嗽等。如果是短时的双触发可暂时断开呼吸机，待平稳后再连接。若是呼吸支持水平不能满足患者的通气需求，则应相应提高呼吸支持力度，调整呼吸机参数设置。如果因疾病导致患者的呼吸努力过强，则应考虑镇静剂、镇痛药、肌松剂的应用。

2）优化流速设置：首先要区分恒流通气的容量触发与减速气流通气的压力触发。通过设置流速及吸气时间来完成潮气量的输送。但恒定的流速无法自动与患者呼吸的变化匹配，因此，会产生与流速相关的人机不同步。使用容量触发、恒流的通气模式时，可以通过调节 Vt、呼吸频率及流速波形来改善患者的舒适度。可根据患者需求调高流速，或调节流速波形（正弦波、方波或减速波形）以改善人机同步性。通过仔细滴定调节，容控恒流模式下亦可达到压控、变速气流模式的舒适程度。使用变速气流的辅助或支持通气模式及压控模式可减少人机对抗。在这些模式下，呼吸机可通过不同的流速来达到预设压力水平。这种通气模式对患者而言可能更为舒适。压力控制通气还有一些特征可用于改善同步性。通过调节压力上升时间改变初始送气流速，可增加或减少到达预设压力水平的速率。这一特点对急性呼吸衰竭用力吸气的患者可能特别重要，其流速增压模式可以达到更好的同步化。其另一项有利于优化同步性的特征是可计算气道内导管阻力，并优化呼吸环路的压力分布。压力触发与容量触发模式的临床目标是一致的，即设置安全有效的潮气量（4～8ml/kg 理想体重），同时为患者提供合适的呼吸肌负荷，最大限度地改善人机不同步。压力支持的缺点是潮气量不恒定。不恰当的压力设置可造成呼吸肌负荷过重，达不到上述目标。如果压力设置过度，可能造成肺过度膨胀和/或气体闭陷，从而加重呼吸机相关肺损伤和人机不同步。新型的混合通气模式可以通过设置目标潮气量，呼吸机自动调节压力以维持通气量。尽管这种模式听起来比较理想，但当患者呼吸努力急剧变化时（如焦虑、疼痛或呼吸困难）时，可使潮气量过高，导致呼吸机不恰当地降低吸气压力。

3）优化呼吸周期：呼吸机与患者呼吸中枢的 Ti 应保持同步，以确保患者舒适，并能避免过长的吸气时间导致过度通气、气体闭陷和呼吸提前结束。传统的机械通气模式难以预知神经呼气开始的时间，通过时间或流速切换来实现吸呼气之间的转换，难以达到患者神经呼气与呼吸机呼气之间的同步，可能影响患者的呼吸形式，但不能通过呼吸波形的改变发现而常被忽视。呼吸气转换过早可能导致辅助不足，并可能出现双触发。临床上可通过延长呼吸机吸气时间及缩短神经吸气时间处理。对于镇静、镇痛药物过量导致吸气时间延长的患者，及时减少药物用量以缩短吸气时间最为重要。PSV 时，可通过降低呼气敏感度或提高压力支持水平来延长吸气时间。呼吸气转换延迟可能导致无效触发、延迟触发，呼吸肌的激活导致呼吸做功增加。慢性阻塞性肺疾病患者在 PSV 时易出现呼吸气转换延迟的现象，提高呼气敏感度有助于减轻呼吸气转换不同步。采用降低气道阻力的措施可以缩短时间常数，有助于改善呼吸气不同步。

4）选择新的机械通气模式：尽管传统呼吸机的信号触发机制有了明显的改进，但患者触发呼吸机是通过压力或流速触发来完成的，这些机械信号传导速度滞后于呼吸中枢。这些因素均可能导致人机不同步。成比例辅助通气和神经电活动辅助通气模式为改善人机同步性提供了新的选择。

（二）呼吸机撤离

对于绝大多数患者（如全麻插管术后的患者、无合并症的药物过量患者及哮喘急性加重的患者），当原发疾病得到控制后，就可以在短期内撤离机械通气。一般来说，对于机械通气＜1周的患者而言，机械通气的撤离是比较快的。然而，对于有些患者，机械通气的撤离是一个较长或较复杂的过程。长期机械通气患者应采用逐步降低机械通气水平和逐步延长自主呼吸时间的撤机策略，采用有创-无创序贯机械通气的方法脱机，可以达到更好的治疗效果。

1. 重症机械通气患者撤机条件

（1）导致机械通气的病因好转或去除。

（2）氧合指数（PaO_2/FiO_2）＞150mmHg；PEEP≤8cmH_2O；FiO_2≤50%；动脉血pH≥7.25；慢性阻塞性肺疾病患者动脉血pH＞7.30，PaO_2＞50mmHg，FiO_2＜0.35。

（3）血流动力学稳定，没有心肌缺血动态变化，临床上没有显著的低血压，不需要血管活性药治疗或只需要小剂量血管活性药物，如多巴胺或多巴酚丁胺＜5～10μg/（kg·min）、去甲肾上腺素＜10～20μg/min。

（4）有自主呼吸的能力及较好的气道保护能力。

2. 自主呼吸试验（spontaneous breathing trial，SBT） SBT提高撤机的预测价值，增加撤机成功率，具有较好的应用前景。监测SBT是有效和安全的，脱机前就可不必作其他的生理评估。实施步骤如下。

（1）当准备将患者的机械通气撤离时，应首先进行3分钟SBT：3分钟T形管试验和CPAP 5cmH_2O/PSV试验，试验期间医生应在患者床旁密切观察患者的生命体征，当患者情况超出下列指标时应终止SBT，转为机械通气：①呼吸频率/潮气量（浅快指数）＜105。②呼吸频率＞8次/分或＜35次/分。③自主呼吸潮气量＞4ml/kg。④心率＜140次/分或变化＜20%，没有新发的心律失常。⑤氧饱和度＞90%。

（2）SBT通过后，继续自主呼吸30～120分钟，如患者能够耐受可以确定脱机成功，准备拔除气管插管。文献报道，观察30分钟与120分钟的拔管成功率无差异，在SBT阶段进行监测评估，可以得到最有用的脱机信息以帮助临床决策。研究发现，耐受SBT 30～120分钟的患者至少有77%可以成功脱机。

3. SBT失败的处理 当患者SBT失败时，应及时予以机械通气治疗，同时积极寻找失败原因时，将机械通气模式及参数在至少24小时内应设置为避免引起患者呼吸疲劳的水平，让患者得到充分休息，这一点对于患者后续再次进行SBT撤机成功尤为重要，因为这样不仅让患者在呼吸时毫无负担，同时减轻了患者的全身负担，如心脏负荷等。

本章练习题

【单选题】

1. 下列哪种情况不宜行机械通气治疗（　　）

A. 严重肺水肿

B. $PaCO_2$进行性升高

C. 气胸及纵隔气肿未行引流者

D. 自主呼吸微弱或消失

2. 气管插管与气管切开相比，优势在于（　　）

A. 适于急救

B. 更便于吸出分泌物

C. 容易耐受，持续时间长

D. 气流阻力小

3. 呼吸机完全替代自主呼吸的通气方式为（　　）

A. PSV

B. IMV

C. SIMV

D. CMV

4. 机械通气时呼吸机的吸－呼切换方式不包括（　　）

A. 容量切换

B. 时间切换

C. 频率切换

D. 压力切换

5. 流量触发灵敏度一般设置为（　　）

A. 1～2L/min

B. 2～4L/min

C. 4～6L/min

D. 6～8L/min

6. 高水平的PEEP对循环系统的影响为（　　）

A. 血压升高

B. 血压降低

C. 中心静脉压降低

D. 回心血量增加

7. 控制通气时潮气量一般设置为（　　）

A. 6～8ml/kg

B. 10 ～ 12ml/kg

C. 12 ～ 15ml/kg

D. 15 ～ 20ml/kg

8. 成年女患者经口气管插管的导管内径一般为（ ）

A. 4mm

B. 5mm

C. 6mm

D. 7mm

9. 机械通气患者建立人工气道可首选（ ）

A. 经口气管插管

B. 经鼻气管插管

C. 喉罩

D. 气管切开

10. 机械通气的并发症不包括（ ）

A. 肺水肿

B. 肺容积伤

C. 通气过度

D. 通气不足

11. 通气过度可导致（ ）

A. 呼吸性酸中毒

B. 呼吸性碱中毒

C. 代谢性酸中毒

D. 代谢性碱中毒

12. 无创机械通气的优点是（ ）

A. 气道密封好

B. 减少呼吸机相关性肺炎

C. 有利于气道分泌物清除

D. 特别适用于昏迷患者

13. 压力触发灵敏度一般设置为（ ）

A. $-1 \sim -3cmH_2O$

B. $-3 \sim -5cmH_2O$

C. $-5 \sim -7cmH_2O$

D. $-7 \sim -9cmH_2O$

14. 机械通气最常用的流速波形为（ ）

A. 正弦波

B. 方波

C. 加速波

D．减速波

15．气管切开机械通气患者呼吸机对气体的湿化的目标为（　　）

A．相对湿度95%～100%

B．相对湿度85%～95%

C．相对湿度75%～85%

D．相对湿度65%～75%

第七章

心包穿刺术

心包穿刺术是借助穿刺针直接刺入心包腔抽吸心包积液用于诊断和治疗的方法。

一、目的

1. 检查目的 抽取心包腔积液进行一般性状检测、化学检测、显微镜检测和细菌学检测，明确积液的性质，寻找心包积液的原因。

2. 治疗目的 可通过心包穿刺向心包腔注入抗菌药物或者抗癌药物进行局部给药治疗；部分心律失常需要经心外膜途径进行导管消融术，也需要穿刺心包腔。

3. 抢救目的 出现心脏压塞症状时，抽出或引流心包腔的积液，可以迅速降低心包腔内压，缓解临床症状。

二、适应证

1. 诊断性穿刺用于确定心包积液的性质及病原，从而明确病因诊断和病理诊断。

2. 治疗性穿刺

（1）减压性穿刺：发生急性心包压塞时，穿刺抽取心包积液以缓解临床症状。

（2）化脓性心包炎：穿刺抽取脓液，并可心包腔内辅助用药。

三、禁忌证

1. 少量心包积液，或者局限于左心室后壁的心包积液，或者心包积液未经证实，慢性缩窄性心包炎。

2. 身体衰弱不能配合穿刺操作的患者。

3. 通过其他诊断技术已明确病因，且无明显心脏压塞症状的患者。

4. 出血性心包积液患者，有心包积液但无心脏压塞症状者。

四、操作前准备

（一）器械准备

1. 无菌手套、碘伏、2%利多卡因。

2. 5ml和50ml空针各1副。

3. 胸腔穿刺包，尾部有橡皮短管的20号心包穿刺针1根。消毒短吻鳄鱼钳2个，适当长度的金属连接导丝。目前多采用单腔深静脉导管做穿刺引流导管。

4. 无菌试管3～5个。

5. 无菌消毒碗、弯盘、纱布、胶带等。

6. 有良好接地线的心电图机。

7. 抢救药品与器械 0.1%肾上腺素、注射器、心脏除颤仪、开胸心脏按压的手术器械、简易呼吸囊、气管插管相关设备、心电监护仪。

（二）选择穿刺部位及路径

1. 经床旁超声心动图检查，选择穿刺点 超声已经成为确定最佳引流点和进针轨迹的方法。应取几个声窗（剑突下、胸骨旁、心尖）全面完成超声评估。

2. 确定穿刺路径 可选择以下穿刺路径。

（1）心尖穿刺路径：靠近左心室，且心尖区冠状动脉较细，可降低心脏并发症的风险。心尖区一般选在左侧第5肋间或第6肋间心浊音界以内1.0～2.0cm处沿肋骨上缘朝向右肩，由下向上、内、后方向进针。

（2）剑突下穿刺路径：在左剑肋角以下1cm进针，针头向上、左，与额面及矢状面分别成30°～45°角进针，一旦进入肋软骨下方即压低穿刺针，使其与胸壁成大约15°角，针尖朝向患者的左肩，如果未吸出液体，应及时退针并调整方向。如果第2次穿刺仍未抽到液体，则退针至皮肤，调整针尖，以上次路径为参照往患者右侧偏，如此逐渐从患者左侧向右侧系统地调整抽吸方向，直到穿刺针朝向患者的右颈部。

（3）胸骨旁穿刺路径：左胸骨旁路径最常使用。在第5肋或第6肋上缘紧邻胸骨边缘处，垂直于皮肤进针，穿刺点不宜太靠外（距离胸骨缘＞1cm），以免损伤胸廓内动脉。有时超声提示右侧胸骨旁穿刺更好，则选择该部位。

大量文献提示，左胸的穿刺点通常优于传统剑突下路径，而进针深度受患者解剖的影响。对于大多数患者，7～9cm长的针就足够，但胸部软组织较多的患者（如肥胖）可能需要更长的针（长达12cm）。

（三）患者准备

1. 检查凝血酶原时间、部分凝血活酶时间及血小板计数。

2. 向患者及其家属交代病情解释操作，签字同意。

3. 术前、术中进行心电监测，吸氧，血压监测。

4. 患者取仰卧位，上身抬高30°～45°。

5. 消毒铺巾，用2%的利多卡因在穿刺部位进行局部麻醉。

五、操作步骤

（一）盲法心包穿刺技术

1. 沿着预定轨迹缓慢推进心包穿刺针，并用连接的注射器连续抽吸，针只能循进出方向移动，针尖向两侧移动会割裂组织。

2. 当进针阻力增加，接着有明显的突破感或落空感时，提示针尖穿入心包，穿入时，患者可能出现急性锐痛。一旦轻松抽出积液，就停止进针。

3. 在皮肤表面用手术钳夹住针柄固定穿刺针，防止后续操作中针不慎移动。如有搏动感（针上下颤动），表明针尖触到心外膜，这时应略微退针。

4. 如果一开始就用套管针，则在开始吸到液体后再进针2mm，然后将套管推入心包腔。

5. 如果打算放置引流管，则应吸出几毫升积液以确保积液能够顺利流出，但不宜为了完全引流而抽出大量积液，否则之后无法放置导丝。

6. 确定针在心包内，吸出积液不一定代表心包引流成功，因为心包穿刺过程中可能穿过胸膜和腹膜积液区。同样地，血性积液可能代表心包积血，也有可能是不慎穿刺入心脏，两者很难区分。如果吸出血性积液后血流动力学改善，则更可能是心包积液。在远处超声探头的监测下抽液会很有帮助。

7. 抽出液体若为血性应放于清洁试管内观察10分钟，若液体静置不凝固，则证明为心包内液体；如血液凝固则证明血液来自心腔，应停止吸引并监测动脉血压、中心静脉压等。

（二）心电图监护下的穿刺

1. 心电图监护目的是防止针刺入心肌。胸导联可根据针尖的移动成为一活动电极，若针尖接触或刺入心肌可见ST段升高，心脏期前收缩或室性心律失常也提示针尖到达心肌。

2. 用短吻鳄鱼钳将导线两端分别接至穿刺针柄及心电图V导联，准备器械，打开心电图机。

3. 插入穿刺针并进针，同时观察心电图。若心电图上出现ST段突然升高，室性期前收缩的波形或T波突然倒置，说明针尖已触及心肌，小心回撤1～2mm直到损伤图形消失，如前所述，抽吸心包液。

（三）超声引导下心包穿刺技术

多项观察性研究报告提示，超声引导心包穿刺的安全性更好，临床医生满意度更高，成功率也更高（＞97%）。超声仍是确定危重心包积液的主要诊断性检测方法，因此，常可用于引导抽吸。

1. 用超声确定心包积液及其分布。全面检查心脏，在每个声窗下寻找积液，包括肋下、胸骨旁、心尖和其他切面。

2. 选择最好的进针区，此处应含最大积液量，最靠近胸壁，进针时不会刺入附近的重要器官。改变患者体位（如取头高足低仰卧位）可能也会改变心包积液的分布，影响穿刺部位。评估过程中可识别需要避开的重要血管结构（如胸廓内动脉）。

3. 选择至少1cm厚的目标液体层（心包与心外膜的距离），以免刺入心脏。超声不能穿过气体，如果进针轨迹循超声所示路径则可避开肺。

以下3种技术均可用于超声引导下心包穿刺：①静态图像引导可以计划操作步骤，但不能提供操作时的实时超声图像。②远处引导可在操作时用以观察心脏和积液，但很难直接观察进针。③动态实时超声图像引导可以观察并引导进针路径和心包穿刺。

（四）心包置管技术

1. 确定针尖到心包腔，抽吸液体。

2. 一只手握住并固定穿刺针，另一只手移去注射器，送中心静脉导管引导钢丝到心包腔内，推送钢丝，大约1/3进入，退出穿刺针，将引导钢丝留在心包腔内。

3. 用手固定引导钢丝，沿引导钢丝推送扩张器到心包腔。移去扩张器，保留引导钢丝在心包腔内。

4. 沿引导钢丝送中心静脉导管进入心包腔，移去引导钢丝，保留导管。在皮肤上用丝线固定。

六、注意事项及并发症处理

（一）注意事项

1. 严格掌握适应证。心包穿刺术有一定危险性，应由经验丰富的临床医师操作或指导，并应在心电图监护下进行穿刺，较为安全。

2. 术前需进行心脏超声检查，确定液平段大小与穿刺部位，选液平段最大、距体表最近点作为穿刺部位，或在超声指导下进行穿刺抽液更为安全。

3. 术前应向患者做好解释，消除顾虑，并嘱其在穿刺过程中切勿咳嗽或深呼吸。术前0.5小时可予地西泮10mg或可待因0.03g。

4. 麻醉要完全，以免因疼痛引起神经源性休克。

5. 注意无菌操作。

6. 抽液量第一次不宜超过100～200ml，以后再渐增到300～500ml，抽液速度要慢，过快、过多抽液，短时间内大量血液回心可导致急性肺水肿。如为血性积液，应先抽出35ml，如放置5～10分钟不凝固再行抽液。

7. 如抽出鲜血，应立即停止抽吸，并应严密观察有无心包压塞症状出现。

8. 取下空针前夹闭橡皮管，以防空气进入。

9. 术中、术后均需密切观察呼吸、血压和脉搏等的变化。

10. 床边准备好必需的抢救器械和药物。

11. 术后重点观察生命体征24小时，详细书写操作记录。

（二）并发症处理

1. 气胸　多为闭合性气胸且多能自行吸收不需要抽气，若肺压缩30%以上时，应该进行胸腔穿刺排气。

2. 血胸　由穿刺部位出血或心包积液污染胸腔所致，一般无须处理出血可自行停止。

3. 心肌或冠状血管损伤　重点在预防，预防的方法主要是穿刺一定要负压缓慢进针，见液即停或者感觉到心脏搏动时一定要后退。

4. 肝脏或者腹部器官损伤　多见于剑突下穿刺时发生，重点在预防，可以选择在胸骨剑突与左侧第7肋软骨交界处之下1cm处进针，穿刺针与腹壁成45°，向上稍向左后刺入。

5. 心律失常　少见。偶可引起迷走神经功能亢进出现缓慢型心律失常及低血压，处理方法是立即停止操作，静脉注射阿托品0.5mg，肾上腺素0.3mg。

6. 伴急性肺水肿的心室膨胀　罕见。如果发生立即停止操作并且按照急性肺水肿处理。

本章练习题

【单选题】

1. 心包压塞时最快、最有效的缓解症状方法为（　　）

A. 病因治疗

B. 使用镇静剂

C. 心包切除术

D. 心包穿刺抽液

E. 使用抗菌药物

2. 下述哪项不是心包压塞体征（　　）

A. 心包摩擦音

B. 发绀

C. 脉速，脉压小

D. 颈静脉怒张而搏动不明显

E. 肝大，双下肢水肿

3. 心包积液最可靠的体征是（　　）

A. 叩诊心界向左下扩大

B. 心音低钝

C. 叩诊示心界扩大，坐位和卧位有变化

D. 心尖搏动减弱

E. 脉压减小

4. 下述哪种诊断技术诊断心包积液既安全又准确（　　）

A. 心脏听诊

B. 心包穿刺术

C. 心电图

D. 超声心动图

E. 胸部X线片

5. 下述哪项表现不符合急性心包炎有心包积液体征（　　）

A. 心界普遍扩大

B. 呼吸困难

C. 脉压减小

D. 心尖搏动明显

E. 心音低沉

6. 心脏压塞的患者行心包穿刺术的有效指征是（　　）

A. 抽出的血很快凝固

B. 血压下降

C. 血压升高

D. 心音低钝

E. 胸闷缓解

7. 下列哪项不是心包穿刺的并发症（　　）

A. 肝大

B. 肝损伤

C. 心肌损伤及冠状动脉损伤引起出血

D. 心律失常

8. 应用心包穿刺术解除心脏压塞的初次抽液量不宜超过（　　）

A. 100 ～ 200ml

B. 300ml

C. 500ml

D. 1000ml

9. 患者，男，45岁。心前区持续性疼痛1周。查体：重病容，体温38.8℃，血压100/70mmHg，颈静脉怒张，心界向两侧扩大，心率120次/分，心音弱，心律整，无杂音，心电图Ⅰ、Ⅱ、Ⅲ、aVF、aVL、V1 ～ V5导联ST段弓背向下抬高，T波倒置，最可能的诊断是（　　）

A. 变异型心绞痛

B. 急性下壁兼广泛前壁心肌梗死

C. 急性肺动脉栓塞

D. 急性心包炎

【多选题】

10. 患者，女，36岁。低热伴胸闷、气急3周入院。经检查拟诊心包积液，下列哪些体征符合心包积液（　　）

A. 奇脉

B. 心脏向左右扩大

C. 肝大有压痛

D. 心音遥远

第八章

胸腔穿刺术和
胸腔闭式引流术

第一节　胸腔穿刺术

一、目的

胸腔穿刺是用普通注射器或特制穿刺器械经肋间隙刺入胸膜腔，抽取胸腔内液体或气体，用于某些疾病的诊断和治疗。胸腔穿刺是使病情得以迅速稳定的最简单有效的措施。

二、适应证

1. 诊断性胸腔穿刺术

（1）了解胸腔积液的性质，进一步查找病因。

（2）患者有胸腔积气或积液的症状和体征，但由于病情危重无条件行相关辅助检查时。

2. 治疗性胸腔穿刺术

（1）大量胸腔积液：通过穿刺抽液来减轻肺部压迫症状，缓解呼吸困难。

（2）张力性气胸：通过紧急穿刺减压可迅速改善呼吸窘迫症状，为进一步救治争取时间。

（3）中小量气胸：通过穿刺抽气可改善气喘症状并利于肺复张。

（4）渗出性胸膜炎：抽取胸腔积液后可以减轻中毒症状，同时能减少胸膜粘连的发生。

（5）脓胸、恶性或难治性胸腔积液：可通过胸腔穿刺向胸膜腔内注入抗菌药物、抗肿瘤药物或粘连剂进行胸腔局部治疗。

三、禁忌证

无绝对穿刺禁忌证，但有以下情况时属于相对禁忌，必要时应积极干预后再考虑穿刺。

1. 正在进行抗凝或溶栓治疗的患者。

2. 近期有出血性疾病病史或凝血功能检查明显异常者。

3. 拒绝胸腔穿刺的患者。

4. 包裹性积液、积气的拟穿刺部位合并化脓性皮肤感染者。

5. 高度怀疑为肺包虫病患者。

四、操作前准备

1. 了解病史，并进行详细的体格检查（如触摸气管位置，了解纵隔有无偏移，叩出实音或空音范围，听出呼吸音降低或消失的范围），除非病情危急不允许，否则须行胸部正位X线片、胸部CT或胸部B超检查，以明确胸腔积气或积液部位及量，以确定穿刺部位。

2. 血常规及凝血功能检查。

3. 向患者或家属说明胸腔穿刺的必要性及相关并发症，征得患方同意并签署相关医疗同意书。若患者不能配合或高度紧张，可酌情应用小剂量镇静剂。

4. 备胸腔穿刺包　胸腔穿刺包内主要器械为16～18号穿刺针，尾部可接三通活塞或医用硅胶管，另备血管钳、洞巾、无菌纱布、消毒碗等。现有多种一次性胸腔穿刺包，穿刺针或注射器连接自动三通活塞及集液袋，抽吸时液体进入注射器，推注时液体进入集液袋，反复抽推，可较快完成胸腔穿刺。

5. 备无菌手套、5ml及50ml注射器、碘伏、2%盐酸利多卡因、无菌试管及标本瓶等。

6. 备吸氧设备及急救药品（肾上腺素、阿托品）。

五、操作步骤

（一）穿刺体位

1. 坐位　穿刺抽取胸腔积液时，若患者病情许可，可嘱其骑跨坐于靠背椅上，面对椅背，双前臂置于椅背上缘，头部伏于前臂上，胸背部挺直，暴露穿刺部位。若患者不能下床，亦可在病床上坐起并伏于小床桌上，暴露胸背部。

2. 平卧位　气胸患者穿刺抽气时，可取平卧位，双上肢靠胸侧平放，必要时背部略垫高，暴露前胸部。

3. 半卧位　若患者病情不容许坐起时，可采取半卧位，患侧上肢上举过头，暴露侧胸及前胸部。

4. 侧卧位　位于背部的包裹性积气或积液，若患者病情不容许坐起时，可采取侧卧位，患侧在上以利于穿刺操作。

（二）穿刺部位

穿刺部位的选择是穿刺成功的关键。中-大量胸腔积液，穿刺点常选肩胛下角线或腋后线第7～9肋间，也可选用腋中线第6、7肋间，应避免在第9肋间以下穿刺，以免损伤肝、脾、膈肌及降主动脉等腹腔脏器。气胸患者穿刺点一般选择患侧锁骨中线第2肋间，距胸骨外缘3～4cm处。对于包裹性胸腔积液或积气，则根据X线胸片、胸部CT或超声检查确定合适的穿刺点，并用记号笔标记于体表。

（三）穿刺方法

1. 以选定的穿刺点为中心消毒皮肤，消毒范围直径应在20cm以上。

2. 以5～10ml注射器抽取2%盐酸利多卡因在穿刺点自皮肤至壁层胸膜进行逐层麻醉，针头刺入皮下组织3～5mm，回抽无血则注入少量局麻药，再继续进针，直至进入胸膜腔，回抽有液体或气体后直接拔出穿刺针头，此时应注意针头刺入的深度及角度。

3. 明确穿刺点的选择与进针部位　①在胸壁后部的肋间后动静脉和肋间神经走行在上一肋骨的下缘，穿刺点选腋后线或肩胛下角线时，穿刺针应沿下一肋骨上缘进针。②肋间后动静脉和肋间神经在胸壁侧壁时，分为肋间后血管上、下支和肋间神经的上、下支，分别走行在上一肋骨的下缘和下一肋骨上缘，穿刺点选在腋中线及前胸壁，则穿刺针应在肋间隙中间刺入，以避开肋间的血管和神经。

4. 操作者以左手固定穿刺点部位皮肤，右手持穿刺针以局麻注射针头相同的角度刺入，如有落空感时提示针头已进入胸腔，转动三通活塞（或由助手持血管钳夹闭及放松穿刺针尾硅胶管）抽吸液体或气体并计量。

5. 抽液量随穿刺目的而定，诊断性抽液，50～200ml 即可（有时 10ml 亦可作病理检查，但为提高阳性检出率至少需 100ml）；治疗性抽液，首次不超过 600ml，以后每次不超过 1000ml，一次性大量抽液易出现复张后肺水肿；如为脓胸，每次尽量抽尽，气胸穿刺抽气时尽量一次抽完，使肺复张。

6. 穿刺完毕，拔出穿刺针，压迫穿刺点片刻，局部再次消毒，覆盖无菌纱布，胶布固定。尽快送检胸腔积液标本。

六、注意事项及并发症处理

（一）注意事项

1. 操作过程中应密切观察患者的反应。如有头晕、面色苍白、出汗、心悸、胸部压迫感或剧痛等胸膜反应，或出现连续性咳嗽、气短等现象时，立即停止穿刺，予吸氧、心电监护等对症处理，必要时可皮下注射肾上腺素 0.3～0.5mg。

2. 若抽吸费力注意调整穿刺针深度，如抽出物为血性泡沫液体，穿刺针可能穿入肺组织，应将穿刺针退出少许再抽。

3. 穿刺中操作者抽吸时由助手用血管钳贴近胸壁夹持穿刺针，以防止针头摆动或移位，损伤肺组织。

4. 一次抽液不宜过快、过多。

5. 严格无菌操作，操作中要防止空气进入胸腔，始终保持胸腔负压，再次穿刺时，应尽量避开原穿刺点，以免沿原针道感染。

6. 原则上避免在第 9 肋间以下穿刺，以免损伤膈肌和腹腔脏器（肝脏、脾脏等）。

（二）并发症处理

1. 气胸　胸腔穿刺抽液时约 10% 患者可出现不同程度的气胸，其中 20% 需进一步处理。胸腔穿刺产生的气胸有两种情况，一种是气体从外界进入，如接头漏气、更换穿刺针及三通活塞使用不当等，一般气胸量少，无临床症状，仅在 X 线摄片复查时发现，一般无须特殊处理。另一种是穿刺针损伤肺脏及脏层胸膜所致，如无症状可严密观察并连续摄片随访气胸进展情况，通常刺伤的肺可自行愈合，气体能自行吸收，如有胸闷气喘症状或胸部 X 线片提示气胸加重，则需再次胸腔穿刺抽气或行胸腔闭式引流术。

2. 出血　多由针尖损伤所致，若损伤皮下血管导致皮下瘀血或损伤肌肉间血管导致胸壁血肿，一般无须处理。若损伤肋间动脉可引起较大量出血，形成血胸，则需根据出血量及发展趋势应用止血药物、胸腔穿刺抽出积血或胸腔闭式引流，必要时需剖胸止血，肺损伤一般出血量较少，可引起咯血，小量咯血可自止，若咯血量大或持续，则应剖胸手术处理。

3. 膈下脏器损伤　胸腔穿刺有可能伤及膈肌、肝脏、脾脏甚至腹主动脉，此类并发症较为少见，在低位穿刺时注意术前超声或 CT 准确定位，避开膈下脏器，一般均能避免。低位胸腔穿刺后，如出现失血征象或腹痛、腹胀，甚至腹水体征，应考虑到膈下脏器损伤可能，及时行腹部超声或CT等相应检查以明确诊断，该类损伤只要及时发现，积极处理，多能治愈。

4. 胸膜反应　部分患者在胸腔穿刺过程中出现头晕、出冷汗、面色苍白、恶心、胸闷、心悸等症状，严重者可发生心率减慢、血压下降，甚至出现晕厥，称为胸膜反应。此现象多发生于精神高度紧张的患者，为血管迷走神经反射增强所致。出现胸膜反应时须中止操作，让患者平卧休息，多数情况下可自行缓解，必要时少量应用镇静剂。若患者血压及心率下降明显，必要时应用肾上腺素或阿托品处理。对精神高度紧张患者，除穿刺前耐心解释外，可适量应用镇静剂，操作时穿刺点选择于背部，充分局部麻醉，多可避免其发生。

5. 复张性肺水肿　大量胸腔积液短时间抽液量过多，肺组织快速复张导致单侧复张性肺水肿，患者可有不同程度的低氧血症和低血压。复张性肺水肿发生机制不明，可能与以下因素有关：①长期肺萎陷。②肺组织复张过快。③肺毛细血管通透性增加。④肺泡表面活性物质减少。复张性肺水肿一般发生于穿刺后即刻或1小时内，表现为较剧烈咳嗽、呼吸困难、胸痛、心悸、烦躁不安、咳较多量白色或粉红色泡沫痰，并可伴有恶心、呕吐等，体格检查可有患侧肺满布湿啰音、呼吸频率加快、心动过速等。治疗原则是迅速纠正低氧血症及稳定血流动力学状态，可予吸氧、支气管舒张药物、利尿剂、强心剂、糖皮质激素、补充胶体等，严重者可给予机械通气。复张性肺水肿临床上较少见，只要对长期大量胸腔积液患者进行胸腔穿刺抽液时不宜过快过多（首次抽液不超过600ml，复抽不超过1000ml），可预防其发生。

6. 胸腔感染　胸腔积液患者合并存在免疫力低下、糖尿病及低蛋白血症等，在反复多次胸腔穿刺时有可能继发胸腔感染，如有发生可按急性脓胸处理，应用有效抗菌药物、充分胸腔引流及全身对症支持治疗。

7. 肿瘤种植　癌性胸腔积液在胸腔穿刺抽液时肿瘤细胞有可能沿针道种植，胸膜间皮发生率较高，其他肿瘤较少见。在局麻时如已抽到胸腔积液，即应退出注射针，而不要将含有胸腔积液的麻醉剂再注入组织，可减少种植的发生率。

第二节　胸腔闭式引流术

一、目的

胸腔闭式引流术是经胸壁向患者胸膜腔内置入引流管道，通过单向引流装置持续排出胸膜腔内气体或液体的治疗方法。

二、适应证

1. 中等量（超过第4前肋平面）以上胸腔积液或积血。
2. 用穿刺排气无法控制的张力性气胸。
3. 自发性气胸漏气量大，经反复胸腔穿刺抽气后气胸量无减少或增加者。
4. 需使用机械通气或人工通气的气胸或血气胸者。

5. 早期脓胸或脓气胸，用胸腔穿刺抽脓不能彻底引流或脓液生长过速者。

6. 小儿脓胸，不便于反复胸腔穿刺抽脓者。

三、禁忌证

无绝对禁忌证。对于正在进行抗凝、溶栓治疗或凝血功能异常的患者，有必要进行术前或术后干预，对恶病质患者应慎重。

四、操作前准备

（一）患者准备

1. 了解病史，进行详细体格检查，除非病情危急，否则须行影像学检查（X线胸片、胸部CT及胸部彩超）。

2. 完善血常规及凝血功能检查。

3. 向患者或家属说明胸腔闭式引流的必要性及相关风险，征得患方同意并签署相关医疗文件。若患者不能配合或高度紧张，可酌情应用镇静剂。

（二）物品准备

1. 准备手术器械，包括切开缝合手术包、无菌手套、皮肤消毒用品、局麻药品。

2. 准备胸腔引流管，临床常用的有两种，均为一次性使用。①直胸管：为硅胶直管，头端开2～3个侧孔，带有刻度及X线标记侧线。②带穿刺针胸管：胸管带侧孔、刻度及X线标记侧线，并附有金属针芯，与胸管套合后尖端较易刺入胸腔，进入胸腔后退出针芯固定胸管即可。③对于凝血功能异常或恶病质患者引流漏出液，可用深静脉穿刺留置管置入胸腔替代胸管，间断抽吸或接负压装置持续引流，操作简单安全且效果良好，可保留1周左右。

3. 闭式引流装置。现有多达数十种一次性引流装置产品供应临床，其工作原理基本为水封瓶或单向活瓣，目的是使液体及气体单向流出并维持胸腔内负压。引流瓶可带有各种负压调节装置，临床上以水封瓶装置应用较多。在应用静脉穿刺留置针引流胸腔积液时，还可连接胃肠减压用一次性负压吸引球。

4. 准备吸氧、监护设备及急救药品（盐酸肾上腺素、利多卡因、阿托品等）。

（三）穿刺体位

半卧位是低位置管时最常采用的体位，患侧略垫高，上肢上举过头，暴露侧胸及前胸部。

（四）置管部位

胸腔积液引流部位通常选择患侧腋中线第6～9肋间，应避免在第9肋间以下部位置管引流，以免损伤膈肌及膈下脏器等。气胸患者置管部位一般选择患侧锁骨中线第2肋间或略偏外侧。若同时引流气体及液体，可上下各置引流管1根，亦可在患侧腋线第4或第5肋间置单管。

五、操作步骤

1. 局部麻醉　以选定的置管部位为中心消毒皮肤，消毒范围直径应在20cm以上。以5ml注射器抽取2%盐酸利多卡因，在预定穿刺部位自皮肤至壁层胸膜进行分层麻醉，针头刺入组织3～5mm，回抽无血则注入少量局麻药，再继续进针，直至进入胸膜腔，局麻药量要略大且最好封闭上、下肋骨边缘骨膜，局麻时即应注意观察此处胸壁厚度。

2. 不同引流管置入

（1）直胸管置入法：沿肋骨走行方向切开皮肤约2cm，以血管钳尖端逐层分开皮肤、皮下和肌肉，分开胸壁肌肉及肋间肌进入胸腔，进胸时应有明显落空感，钳尖进胸后略扩大胸膜破口再退出，以血管钳夹住直胸管头端，沿分离的胸壁孔道将胸管送入胸腔，退出血管钳并夹闭胸管尾端，根据患者胸壁厚度及胸管上的刻度调整胸管深度，以最后一个侧孔进入胸腔2cm左右为宜，以缝线缝合皮肤切口两角并缠绕胸管打结固定，无菌纱布剪开一边围绕胸管交错覆盖，胶布固定，胸管接水封瓶。

（2）带穿刺针胸管置入法：沿肋骨走行方向切开皮肤约1.5cm，以血管钳尖端略加分离刺入胸腔，进胸时应有明显落空感，退出血管钳，右手紧握带针胸管，针芯尾端顶于掌心，左手拇指及示指捏住胸管前端，前端留出的长度略超过胸壁厚度，沿血管钳进入胸腔的方向刺入胸腔，进胸后退出针芯。以血管钳夹闭胸管尾端，调整胸管深度，缝合固定胸管，纱布覆盖，胸管接水封瓶。

（3）深静脉导管及猪尾巴导管置入法：与深静脉穿刺置管法相同（Seldinger法），局麻后穿刺套管针刺入胸腔，置入导丝，再沿导丝将深静脉管送入胸腔，拔出导丝，缝合固定导管，尾端接注射器抽吸或接负压吸引球持续引流。

六、注意事项及并发症处理

（一）注意事项

1. 由于置管部位在前胸壁或侧胸壁，置管操作时应在肋间正中进行，以免损伤肋间血管及神经。

2. 直胸管插入困难时不可用暴力强行送入，可再用血管钳分离扩大创道，夹闭胸管尖端，用剪刀略加修剪使其锐利以减少阻力，并根据送入不同深度的肌纤维走行方向稍转动胸管，多可顺利送入胸腔。

3. 带穿刺针胸管插入时一定要用左手控制好深度，以免失手刺入过深造成严重后果。

4. 患者肥胖、腹胀或有腹水时，置管操作时应考虑膈肌的位置，可选较高位肋间或向斜上方置入，此时以血管钳送入直胸管会更为安全。

5. 水封瓶水面距胸壁引流口垂直距离应大于60cm，以免患者呛咳时胸腔负压将瓶内液体吸入胸腔。

（二）并发症

1. 出血　出血可来自胸壁切口、损伤的肺、膈肌甚至胸内大血管。如考虑胸壁切口出血，可适当应用止血药物并严密观察，一般多能自止。如为肺损伤出血，多伴有咯血和气胸，若量少可保守治疗观察，如咯血量大或漏气较多，则应剖胸手术修补。膈肌损伤多伴有膈下脏器损伤，可在剖腹处理膈下器官损伤时自腹腔缝合修补膈肌。非外伤患者闭式引流置管后自胸管内引流出大量血液，且伴有急性失血的临床表现，应在抗休克治疗同时尽快剖胸止血。胸部外伤患者置管引流后第一次可有较多血性液体，此时应严密观察患者呼吸循环情况，如为进展性血气胸，应在积极输血、止血、补液、抗休克治疗的同时立即剖胸止血。

2. 气胸　患者胸壁较薄、胸壁切口过长及分离创道过大、胸管相对较细、切口缝合不严密、置管时损伤肺、胸管外滑侧孔露出体外、引流装置漏气等，均可出现不同程度气胸，找出造成气胸的原因加以处理一般能很快好转。

3. 皮下气肿　气胸患者置管深度不够、侧孔暴露于皮下或创道分离过大、胸管较细均可产生皮下气肿，可酌情调整胸管深度，只要保持胸管引流通畅，皮下气肿均能自行吸收。

4. 膈下脏器损伤　带针胸管插入时深度及方向掌握失误可导致膈肌及肝脏、脾甚至腹主动脉损伤，在低位置管时如能注意到膈下脏器并准确定位、准确掌握胸管插入深度及角度，一般均能避免，此处以血管钳分离并置入直胸管似乎更为安全。低位置管穿刺后若出现失血征象或腹痛、腹胀甚至腹水体征，应考虑到膈下脏器损伤的可能，应及时行相应检查以明确诊断，该类损伤只要及时发现，积极手术处理，多能治愈。

5. 复张性肺水肿　临床表现及处理方法与胸腔穿刺抽液过快导致的复张性肺水肿相同，大量胸腔积液首次排液切勿过快过多，必要时采取间歇性开放胸管的方法可预防复张性肺水肿发生。

本章练习题

【单选题】

1. 下列胸腔积液不适合做胸腔穿刺的是（　　）

A. 包裹性胸腔积液

B. 伴有呼吸困难，气促明显

C. 伴有低热、盗汗，可疑为结核性胸膜炎

D. 凝血功能差，有出血倾向

E. 大量胸腔积液

2. 下列哪些物品不属于诊断性胸腔穿刺术常规需要准备的操作材料（　　）

A. 无菌胸腔穿刺针

B. 无菌手术刀柄和手术刀片

C. 无菌止血钳

D. 无菌注射器

E. 无菌孔巾

3. 患者在行诊断性胸腔穿刺抽液抽出50ml淡黄色胸液后，突然出现头晕、心悸、面色苍白、出冷汗，最可能的原因是（　　）

A．气胸

B．血胸

C．复张性肺水肿

D．胸膜反应

E．过敏性休克

4．**胸腔穿刺抽取一定液体后，患者出现持续咳嗽，应该注意（　　）**

A．提示胸腔积液被排放到一定程度，肺已开始复张，抽液时需要慎重，必要时停止操作

B．鼓励咳嗽，以利于进一步排净胸腔积液

C．给予镇咳药物，继续抽取液体

D．让患者平卧位，继续抽液体

E．提示伤及肺，引起气胸

5．**首次抽取胸腔积液时量不宜超过（　　）**

A．600ml

B．1000ml

C．2000ml

D．3000ml

E．5000ml

6．**哪些患者在胸腔穿刺过程中患张力性气胸风险高（　　）**

A．严重的血流动力学不稳定患者

B．严重呼吸衰竭的患者

C．机械通气患者

D．胸腔积液量少的患者

E．有自发性气胸病史的患者

7．**大量胸腔积液患者短时间内抽出淡黄色胸腔积液1500ml，胸腔穿刺结束后患者出现呼吸困难加重、端坐呼吸、发绀、咳粉红色泡沫痰，最可能的原因是（　　）**

A．气胸

B．血胸

C．复张性肺水肿

D．急性左心衰竭

E．胸膜反应

8．**患者在胸腔穿刺过程中出现胸膜反应时，最重要的处理措施是（　　）**

A．停止操作，平卧观察

B．高流量吸氧

C．静脉推注糖皮质激素

D．静脉推注利尿剂

E. 静脉推注葡萄糖

9. 以下不属于胸腔穿刺术适应证的是（   ）

A. 低蛋白血症，双侧少量胸腔积液

B. 不明原因的胸腔积液

C. 大量胸腔积液产生压迫症状

D. 中等量结核性胸腔积液

E. 包裹性脓胸

10. 关于胸腔穿刺穿刺点的选择，以下正确的是（   ）

A. 必须由超声定位确定

B. 如果穿刺点局部皮肤感染，需要仔细消毒

C. 腋后线第8～9肋间，确保低位的液体全部引流出来

D. 锁骨中线第2肋间

E. 根据胸腔积液部位而定，通常选择腋后线或肩胛下角线第7～8肋间

第九章

腰椎穿刺术

一、目的

1. 诊断作用　通过检查脑脊液的性质，对感染性和非感染性神经系统疾病的诊断有非常重要的意义，同时可测定颅内压力及判断蛛网膜下腔阻塞情况。

2. 治疗作用　可通过腰椎穿刺的方式注入药物，以及适当释放脑脊液有助于降低颅内压力，减轻患者头痛的症状。

二、适应证

1. 中枢神经系统感染。
2. 评估中枢神经系统状态。
3. 治疗假性脑瘤。
4. 测量颅内压。
5. 鞘内注射给药。
6. 注射对比剂脊髓成像。
7. 蛛网膜下腔出血时放出少量血性脑脊液以缓解症状。

三、禁忌证

1. 颅后窝占位性病变。
2. 有明显颅内高压征象、脑疝或疑有脑疝者。
3. 穿刺局部感染或脊柱严重病变者。
4. 出血倾向或凝血功能障碍，血小板$<50×10^9$/L。

四、操作前准备

（一）患者准备

1. 操作前需对患者进行评估，完善相关辅助检查，明确无禁忌证或可能的药物过敏史。

2. 向患者及其家属说明腰椎穿刺的目的、过程、可能出现的并发症及注意事项，并告知配合事项（操作过程中可能出现疼痛不适，术后需去枕平卧6小时，穿刺点保持清洁等）。

3. 患者或家属签署知情同意书。

（二）材料准备

1. 治疗车及相关物品

（1）腰椎穿刺包：内含带针芯的腰椎穿刺针，无菌瓶、无菌巾、弯盘、压力测定装备。

（2）消毒盘：常用0.5%聚维酮碘或安尔碘皮肤消毒剂。

（3）局麻药：2%利多卡因5ml。

2. 其他　无菌手套、一次性帽子、无菌医用口罩、一次性注射器、胶布、无菌棉签、超声仪（如果有的话）。

（三）操作者准备

1. 核对患者信息，明确已签署知情同意书。

2. 检查器械设备是否齐全。

3. 操作者及助手常规洗手，带好帽子、口罩。

4. 操作者协助患者摆好体位，选择好穿刺点并标记。

五、操作步骤

1. **体位** 患者取左侧卧位，靠近床边，臀部、膝部和下颌向胸部弯曲致椎间隙最大，如果不能侧卧位，患者可坐位，并向前倾，以尽可能最大限度地扩大椎间隙。

2. **确定穿刺点** 通常为两髂后上棘连线水平与后正中线的交点为穿刺点，一般取第3～4腰椎（L3～L4）间隙，有时也可在上或下一腰椎间隙进针。

3. **消毒、铺巾** 用消毒棉球或棉签以穿刺点为中心，由内向外作环形消毒，范围大于15cm，至少消毒2次。打开腰椎穿刺包，带无菌手套，检查器械完好无损，无缺失，特别是穿刺针是否通畅，铺无菌洞巾。

4. **局部麻醉** 核对麻药，用2%利多卡因自皮肤到椎间韧带作局部麻醉，先形成皮丘，然后逐层进针，注意回吸无血后再推注麻药。

5. **腰椎穿刺** 一手固定穿刺点，另一手持穿刺针，以垂直背部的方向缓慢刺入皮肤，缓慢推进，针尖稍倾向患者头部方向。缓慢进针至蛛网膜下腔，当有突破或落空感时即表示针头已穿过韧带与硬脑膜，此时可将针芯缓慢退出，即可见脑脊液流出。成人进针深度为4～6cm，儿童为2～4cm。

6. **测压** 穿刺成功后，嘱患者缓慢伸直双下肢，一般先测定脑脊液压力，可直接接测压管，正常人侧卧位脑脊液压力为7～18cmH$_2$O，也可数滴数，正常为40～50滴/分。如怀疑有蛛网膜下腔阻塞，可作压颈试验（Queckenstedt试验），即在测定初压后，由助手先压迫一侧颈静脉约10秒，然后再压另一侧，最后同时压迫两侧颈静脉，其间观察压力变化情况。如压迫后压力迅速升高1倍左右，解除压迫后迅速下降至原水平，为梗阻试验阴性，表示蛛网膜下腔通畅。如压迫后压力无变化，则表明蛛网膜下腔完全梗阻，为梗阻试验阳性。如压迫后压力缓慢上升，放松后又缓慢下降，则为不全梗阻。颅内压增高者不宜进行此试验。

7. **脑脊液送检** 撤除测压管，收集脑脊液3～5ml分别送检。通常第一管进行细菌学检查，第二管进行生化和免疫检查，第三管进行细胞计数及分类，第四管根据病情需要进行特异性化验。如需培养，则需无菌试管收集。如需鞘内给药时，应先放出等量的脑脊液，然后再等量置换性注入药液。

8. **术后** 将针芯插入后一起拔出穿刺针，消毒后无菌纱布覆盖。术后去枕平卧4～6小时及饮水，以防发生低颅内压头痛。

六、注意事项及并发症处理

（一）注意事项

1. 严格掌握适应证及禁忌证，如疑有颅内压升高或有脑疝先兆者禁忌穿刺。患者处于休克或濒危状态均列为禁忌。

2. 操作过程中患者出现呼吸、脉搏、面色异常等症状时，应立即停止操作，并做相应处理。

（二）并发症及处理

1. 头痛　是腰椎穿刺后最常见的并发症，多发生于操作后24小时内。患者多表现为卧位时头痛减轻，坐位、站立或喷嚏时头痛加重，头痛以后枕部和前额部显著，跳痛多见，严重者伴恶心、呕吐和耳鸣症状，可持续5～7天。腰椎穿刺时选用细的穿刺针，穿刺针的斜面与身体长轴平行，穿刺后去枕平卧可减少头痛的发生。

2. 脑疝　是腰椎穿刺最严重的并发症，易见于颅内压增高的患者。

3. 感染　消毒不彻底、无菌操作不当或局部有感染灶为常见诱因，可导致腰椎穿刺后感染。

4. 出血　腰椎穿刺后出血多数为损伤蛛网膜或硬膜的静脉所致，出血量通常较少。当出血量较多时，应注意蛛网膜下腔或硬膜下腔出血，特别是接受抗凝治疗或凝血功能障碍者。

本章练习题

【单选题】

1. 腰椎穿刺术不适用于下列哪个项目（　　）

A. 检查脑脊液的性质

B. 鞘内注射药物

C. 测定颅内压力

D. 了解蛛网膜下腔是否阻塞

E. 颅内高压减压

2. 腰椎穿刺是一种用于诊断或治疗疾病的常用方法，常用的穿刺部位是（　　）

A. L3～L4

B. T2～T3

C. C4～C5

D. S1～S2

E. L5～S1

3. 腰椎穿刺后需去枕平卧位4～6小时，其目的是为防止（　　）

A. 穿刺部位出血

B. 穿刺部位感染

C. 低压性头痛

D. 颅内感染

E. 脑脊液外漏

4. 正常侧卧位脑脊液初压为（　　）

A．70 ～ 180mmH$_2$O

B．50 ～ 150mmH$_2$O

C．100 ～ 200mmH$_2$O

D．200 ～ 250mmH$_2$O

E．70 ～ 180mmHg

5．有助于预防腰椎穿刺后头痛的正确措施是（　　）

A．腰椎穿刺后头部抬高45°

B．尽早进食水

C．尽可能用粗的穿刺针

D．腰椎穿刺针的针尖斜而垂直于躯干的长轴

E．去枕平卧

6．不适合行腰椎穿刺的疾病是（　　）

A．蛛网膜下腔出血

B．脑膜炎

C．脑炎

D．多发性硬化

E．颅后窝肿瘤

7．腰椎穿刺时采用的体位是（　　）

A．仰卧位

B．左侧卧屈髋抱膝

C．侧卧位

D．以上都不对

【多选题】

8．腰椎穿刺术的禁忌证有（　　）

A．颅内压升高已发生脑疝者

B．颅内占位性病变

C．开放性颅脑损伤脑脊液漏

D．穿刺部位感染

E．脊柱严重病变

9．腰椎穿刺术的目的有（　　）

A．检查脑脊液性质

B．测定颅内压

C．进行腰椎麻醉或进行鞘内注射药物

D．对颅内出血引流减轻症状

E．注射对比剂脊髓成像

10．腰椎穿刺可能的并发症有（　　）

A．头痛

B．脑疝

C．马尾损伤

D．穿刺部位出血感染

E．脊髓圆锥损伤

第十章

诊断性腹腔穿刺术

一、目的

抽取少量腹水标本，用于检测腹水的性质。

二、适应证

1. 腹部创伤，疑腹腔内出血或空腔脏器破裂。
2. 弥漫性腹膜炎，诊断不明。
3. 怀疑腹腔内脓肿。
4. 腹水患者需抽取腹水检查，明确病因。
5. 急腹症怀疑消化道穿孔。
6. 大量腹水（如肝硬化或肿瘤）需放腹水以缓解腹腔压力。
7. 向腹腔内注入药物或其他用于治疗的制剂。

三、禁忌证

1. 肠梗阻患者肠管高度扩张者。
2. 有多次腹部手术史，腹腔内广泛粘连者。
3. 有肝性脑病先兆、结核性腹膜炎粘连包块、棘球蚴病、卵巢囊肿者。

四、操作前准备

1. 术前准备　腹腔穿刺包、无菌手套、消毒盘、局麻药物。患者须排尿以防损伤膀胱。
2. 体位　多用平卧位，也可用侧卧位或半坐位等。
3. 穿刺点　根据需要可选择不同的穿刺点，常用的穿刺点有双侧麦氏点、侧腰部、下腹中线等处，有条件情况下可床旁超声探查定位。

五、操作步骤

1. 穿刺点皮肤常规消毒、局麻。
2. 穿刺针连接好空针垂直于腹壁刺入，进入腹腔后有阻力消失感。以空针负压抽吸，可变换针头方向和深度。
3. 抽出的腹水分别装入试管送检。诊断性穿刺可直接用10ml空注射器进行。
4. 拔除穿刺针，消毒后无菌纱布覆盖。

六、注意事项及并发症处理

（一）注意事项

1. 术中应密切观察患者，如有头晕、心悸、恶心、脉搏增快及面色苍白应立即停止操作，并对症处理。
2. 放腹水速度不宜过快、过多，肝硬化患者一次放液一般不超过3000ml，过多放液可诱发肝性脑病和电解质紊乱。大量放液后需束多头腹带，以防腹压骤降，内脏血管扩张引起血压下降或休克。

3. 腹水量多或腹壁菲薄时，为防止漏出，在穿刺时勿使表皮到腹膜壁层的针眼位于一条直线。

（二）并发症及处理

1. 肝性脑病和电解质紊乱

（1）术前了解患者有无穿刺的禁忌证。

（2）放液速度不宜过快，放液量要控制，一次不要超过3000ml。

（3）出现症状时停止抽液，按照肝性脑病处理，并维持酸碱、电解质平衡。

2. 出血、损伤周围器官

（1）术前要复核患者的凝血功能。

（2）操作动作规范、轻柔，熟悉穿刺点，避开腹部血管。

3. 感染

（1）严格按照腹腔穿刺的无菌操作。

（2）感染发生后根据病情适当应用抗菌药物。

4. 休克

（1）注意控制放液的速度。

（2）立即停止操作，进行适当处理（如补液、吸氧、使用肾上腺素等）。

5. 麻醉意外

（1）术前要详细询问患者的药物过敏史，特别是麻醉药。

（2）如是使用普鲁卡因麻醉，术前应该做皮试。

（3）手术时应该备好肾上腺素等抢救药物。

本章练习题

【单选题】

1. 患者行腹腔穿刺时出现腹膜反应，不包括以下哪项临床表现（　　）

A. 头晕

B. 心悸

C. 面色苍白

D. 气促

E. 双下肢麻木

2. 下列哪项不是腹腔穿刺术的适应证（　　）

A. 大量腹水引起严重胸闷、气促，患者难以忍受

B. 腹腔内注入药物，以协助治疗疾病

C. 进行诊断性穿刺，以明确腹腔内有无积脓、积血

D. 结核性腹膜炎广泛性粘连

E. 抽取腹水明确腹水性质

3. 腹腔穿刺术穿刺点的选择不正确的是（　　）

A. 一般取左下腹部脐与左髂前上棘连线的中外1/3交点处

B. 少量腹水患者取侧卧位，取脐水平线与腋前线或腋中线交点，常用于诊断性穿刺

C. 取脐与耻骨联合连线中点上方1.0cm、偏左或偏右1.5cm处，此处无重要器官且易愈合

D. 包裹性积液无须在B超指导下定位穿刺

E. 腹壁手术瘢痕周围2cm内不宜穿刺

4. 以下哪项不是腹腔穿刺的禁忌证（　　）

A. 妊娠中后期

B. 肝硬化腹水

C. 肝性脑病先兆

D. 电解质严重紊乱

E. 巨大卵巢囊肿

5. 肝硬化腹水患者一次性放液不宜超过（　　）

A. 1000ml

B. 2000ml

C. 3000ml

D. 4000ml

E. 5000ml

6. 患者穿刺出现腹膜反应，以下哪项处置措施不正确（　　）

A. 补液

B. 吸氧

C. 继续穿刺

D. 使用肾上腺素

E. 测量血压

7. 以下哪项不是腹腔穿刺的目的（　　）

A. 检查腹水性质

B. 给药

C. 抽取积液

D. 检验腹壁血管走行

E. 进行诊断和治疗疾病

8. 患者行腹腔穿刺前需做的术前准备，不包括（　　）

A. 穿刺前先嘱患者多饮水

B. 签署知情同意书

C. 行局部麻醉药物皮试

D. 穿刺前先嘱患者排尿

E．检查患者凝血功能

9. 关于腹腔穿刺术的注意事项，以下哪项不正确（　　）

A．术前要详细询问患者的药物过敏史

B．放腹水的速度应尽量快

C．术中注意观察患者反应

D．术前测量患者血压、脉搏、腹围

E．术后测量患者血压、脉搏、腹围

第十一章

急诊洗胃术

一、目的

1. 通过实施洗胃抢救中毒患者，清除胃内有毒物质或刺激物，减少毒物吸收，利用不同的灌洗液中和解毒。

2. 减轻胃黏膜水肿，预防感染。

3. 为某些手术或检查做准备。

二、适应证

经口服中毒（中、重度中毒）、误服药物。

三、禁忌证

无洗胃绝对禁忌证，相对禁忌证如下。

1. 口服强酸、强碱及其他腐蚀剂者。

2. 食管与胃出血、穿孔者，如食管静脉曲张、近期胃肠外科手术等。

3. 昏迷、惊厥抽搐未控制者。

4. 主动脉瘤。

四、操作前准备

（一）胃管选择

1. 材质　硅胶洗胃管。优点：①热稳定性好、化学性质稳定（除强碱及氢氟酸外不与任何物质发生反应）。②有较高的机械强度，抗折、抗拉、抗压强度。③呈透明管道，易于观察。

2. 型号　26＃、28＃。

（二）体位

1. 清醒者半卧位或坐位。

2. 无法坐起者取左侧卧位。

3. 昏迷患者平卧位，头后仰。

（三）途径

经口或经鼻（表11-1）。

表11-1　经口或经鼻置管比较

经口	经鼻
可选择管径较大的管道，如28＃	管径较小，如26＃
1. 似吞咽感，患者容易接受，减轻对咽、食管、胃的刺激程度 2. 降低管道堵塞概率 3. 缩短洗胃时间 4. 减少并发症发生，如水中毒	1. 管道较粗，置入时使咽反射增强可发生喉痉挛，易发生盘曲于口腔或误入气管 2. 反复置管易损伤鼻黏膜，引起鼻出血 3. 插管过程过度刺激咽喉部的黏膜组织，兴奋迷走神经，反射性造成呼吸心搏骤停 4. 管道阻塞鼻腔，影响通气功能，使患者躁动不安，导致腹压增高，易将胃内的液体挤回食管，反流入气管引起窒息或吸入性肺炎

五、操作步骤

1. 医患沟通　携用物至患者床旁，注意患者安全、保暖，清醒患者做好解释工作。

2. 检测洗胃机　连接电源，机器性能良好，将吸、排水管放入水中，正确安装洗胃管路，检查洗胃机性能。

3. 准备洗胃液　根据病情配置洗胃液，温度适宜（37℃）。

4. 检查口、鼻腔有无畸形，是否有活动义齿及分泌物。

5. 患者体位　患者取左侧卧位，将床头略摇高；昏迷患者取仰卧位。

6. 打开洗胃包，铺治疗巾于下颌及胸前；在弯盘内倒石蜡油于其中一块纱布上，内放50ml注射器、咬合器，备2条胶布，打开洗胃管外包装，打开手套。

7. 测量胃管长度　前发际－剑突或耳垂－鼻尖－剑突下。

8. 润滑胃管　用石蜡油纱布润滑胃管前端20cm。

9. 经鼻或口（放咬合器）插管。

10. 插胃管方法　清醒患者将胃管经口腔置入至咽喉后（约15cm），让患者大口吞咽；昏迷患者将胃管经口置入至咽喉后（约15cm），协助患者头向前胸靠近，边吞咽边插管至所需长度；清醒者导管插入14～16cm时，嘱患者做吞咽动作，顺利将导管置入，直至所标记处。困难置管时喉镜引导下置管或超细电子胃镜引导置胃管。

11. 检测胃管确定在胃内　①回抽胃液。②置听诊器于患者胃部，快速经胃管内注入10ml空气，听气过水声。③将胃管末端至于水中，无气体溢出；选择2种方式即可。

12. 将胃管固定在鼻翼及鼻背侧。

13. 留取毒物标本　遵医嘱洗胃前用注射器抽取胃内容物，放入标本瓶内送检。

14. 连接洗胃机洗胃　先回抽胃液再注入，每次入胃300～500ml，洗胃结束前注意避免气体入胃内。

15. 洗胃过程中观察患者神志、生命体征，询问有无寒战和其他不适，观察洗胃液的颜色、性质、气味，出入是否平衡。洗胃液出现大量血性液体，立即停止洗胃并给予相应处理。

16. 必要时胃管给药。

17. 关机及拔出胃管　遵医嘱关闭开关、分离胃管，与患者解释后反折胃管拔出，在胃管撤至咽喉部时快速拔出，放置弯盘内。

18. 清洁患者面部，整理患者衣物、床单及环境，取舒适卧位。

19. 整理用物，处理用物。

20. 用含氯消毒液冲洗、清洁、消毒洗胃机及桶30分钟，再用清水洗净。

21. 洗手，记录，签字。

六、注意事项及并发症处理

（一）注意事项

1. 插管时动作要轻快，切勿损伤患者食管及误入气管。

2. 患者中毒物质不明时，及时抽取胃内容物送检，应用温开水或生理盐水洗胃。

3. 患者洗胃过程中出现血性液体，立即停止洗胃。

4. 幽门梗阻患者，洗胃宜在饭后4～6小时或空腹时进行，并记录胃内潴留量，以了解梗阻情况，供补液参考。

5. 吞服强酸、强碱等腐蚀性毒物患者，切忌洗胃，以免造成胃穿孔。

6. 及时准确记录灌注液名称、量，洗出液量及其颜色、气味等洗胃过程。

7. 保证洗胃机性能处于备用状态。

（二）并发症及处理

1. 急性胃扩张

原因有3个。①液量不平衡：洗胃管孔被食物残渣堵塞，造成活瓣作用。②管道置入深度不够：抽吸不全。③误入空气：未及时添加洗胃液、管道露出液面。

处理：①立即停止操作，协助患者取半卧位，头偏向一侧。清醒患者发生急性胃扩张时可行催吐，以促进胃内液体的排出。②如因洗胃管孔被食物残渣堵塞引起，立即更换胃管，重新插入，将胃内容物吸出。③调整管道长度。④如为洗胃过程中空气吸入胃内引起，则应用负压吸引将空气吸出。

2. 胃穿孔

原因有4个。①腐蚀性毒物。②消化道疾病：溃疡、出血、静脉曲张等。③急性胃扩张：大量液体、空气短时间进入胃内。④医务人员操作不慎：大量气体进入胃内至胃破裂。

处理：①立即停止洗胃，给予胃肠减压。②禁食，输液，纠正水、电解质紊乱及酸碱平衡失调。③若保守治疗无效时应行手术治疗。

3. 上消化道出血

原因：①插管创伤。②患者剧烈呕吐造成食管黏膜撕裂。③洗胃机过度抽吸造成胃黏膜破损和脱落而引起胃出血。④强行插管引起食管、胃黏膜出血。

处理：①如发现吸出液混有血迹应暂停洗胃，给予胃黏膜保护剂，抑酸、止血等。②大量出血时应及时输血，以补充血容量。

4. 吸入性肺炎、窒息

原因：①呕吐误吸。②毒物对咽喉部刺激造成喉头水肿，导致呼吸道梗阻。③胃管滑脱误入气道，引起窒息。

处理：①发生误吸，立即停止洗胃，取头低右侧卧位，可用纤维支气管镜或气管插管将异物取出。同时采用呼气末加压呼吸支持，气管切开者可经气管套管内吸引。②一旦发生窒息，立即停止洗胃，取侧卧位，及时清除口腔及鼻腔分泌物，行心肺复苏抢救及必要的措施，严密观察病情变化。

5. 急性水中毒

原因：①洗胃液进多出少，导致胃内水贮存，压力增高，洗胃液进入肠内吸收，超过肾脏排泄能力，血液稀释，渗透压下降。②洗胃导致失钠，水分过多进入体内。③洗胃时间过长，增加了水的吸收量。

处理：①抽血查血生化了解电解质、血糖、肝功能等。②轻者控制水分的摄入，重者给予3%～5%的高渗氯化钠溶液静脉滴注，可迅速缓解体液的低渗状态。③如出现脑水肿，应及时输入甘露醇、山梨醇等渗性利尿剂或呋塞米等强利尿剂给予纠正。④如出现抽搐、昏迷，立即用开口器、舌钳（纱布包裹）保护舌，同时加用镇静药，加大吸氧流量，并应用床栏保护患者，防止坠床。⑤如肺水肿严重、出现呼吸衰竭者，及时行气管插管，给予人工通气。

6. 中毒加剧

原因：①洗胃液选用不当，如敌百虫中毒选用碱性洗胃液使之转为更强的敌敌畏。②急性胃扩张促进毒物吸收。③洗胃液过热，易烫伤食管、胃黏膜或使血管扩张，加速血液循环，促进毒物吸收。

处理：①正确选用洗胃液。②注重每次灌入量与吸出量平衡，避免胃扩张。③洗胃液温度保持在25～38℃。

7. 呼吸心搏骤停

原因：①疼痛、呕吐误吸、缺氧。②老年人或有基础疾病的患者。

处理：立即行心肺复苏抢救及必要的措施。

本章练习题

【单选题】

1. 洗胃时每次入胃的液体量为（　　）

A. 100～200ml

B. 200～300ml

C. 300～500ml

D. 500～700ml

E. 800～1000ml

2. 如果一次注入洗胃液过多引起胃扩张，会引起反射性（　　）

A. 心房颤动

B. 心室颤动

C. 传导阻滞

D. 心搏骤停

3. 下列哪种患者可以洗胃（　　）

A. 吞服硫酸者

B． 口服敌百虫中毒者

C． 肝硬化伴食管胃底静脉曲张者

D． 近期有胃穿孔者

E． 近期有消化道出血者

4． **敌百虫中毒时，不宜使用碱性溶液洗胃的原因是（　　）**

A． 损伤胃食管黏膜

B． 抑制毒物吸收

C． 增加毒物溶解度

D． 生成毒性更强的敌敌畏

E． 抑制毒物排出

5． **下列哪种药物中毒禁忌洗胃（　　）**

A． 磷化锌

B． 硝酸

C． 巴比妥

D． 氰化物

E． 敌百虫

6． **如果一次注入胃液过多会引起（　　）**

A． 胃内压升高，引起反射性心搏加快

B． 胃内压降低，引起反射性心搏骤停

C． 胃内压降低，毒物吸收增加

D． 胃内压增高，毒物吸收增加

E． 胃内压降低，毒物吸收减少

7． **下列哪种患者应立即使用2%～4%碳酸氢钠洗胃（　　）**

A． 磷化锌中毒

B． 乐果中毒

C． 敌百虫中毒

D． 巴比妥中毒

E． 硝酸中毒

8． **洗胃的目的是（　　）**

A． 清除胃内有毒物质或刺激物，减少毒物吸收

B． 减轻胃黏膜水肿，如幽门梗阻患者

C． 为胃肠道等手术或检查做准备

D． 血液净化

9． **敌百虫中毒时不宜用下列哪种溶液洗胃（　　）**

A． 等渗盐水

B． 生理盐水

C． 碳酸氢钠溶液

D．高锰酸钾溶液

【多选题】

10．洗胃的并发症有（　　）

A．误吸

B．胃扩张

C．胃穿孔

D．消化道出血

第十二章

三腔二囊管置入术

一、目的

三腔二囊管置入术主要用于食管、胃底静脉破裂出血的局部压迫止血。

二、适应证

适用于一般止血措施难以控制的门静脉高压症合并食管胃底静脉曲张破裂出血。

1. 经输血、补液、应用止血药物难以控制的出血。

2. 手术后、内镜下注射硬化剂或套扎术后再出血，一般止血治疗无效者。

3. 不具备紧急手术的条件。

4. 不具备紧急内镜下行硬化剂注射或套扎术的条件，或内镜下紧急止血操作失败者。

三、禁忌证

1. 深昏迷或无法配合操作患者。

2. 食管梗阻者。

3. 胸腹主动脉瘤者。

4. 严重冠心病、高血压、心功能不全者慎用。

四、操作前准备

1. 患者准备　检查生命体征（血压、心率、呼吸、血氧饱和度），向患者及家属解释进行三腔二囊管置入术的目的、操作过程、可能的风险，尤其在插管时可能造成大出血及吸入性肺炎，签署知情同意书。

2. 物品准备　①检查三腔二囊管的消毒情况、是否通畅、膨胀性是否良好、刻度是否清晰。②准备消毒的石蜡油、牵引绳、500g牵引沙袋、剪刀1把、止血钳2把、50ml注射器。

五、操作步骤

1. 体位　患者取半卧位或头偏向一侧卧位。

2. 插管前检查三腔二囊管的有效期，分辨胃囊、食管囊、胃管并做好标记。用50ml注射器向气囊内注气并记录，一般胃囊内注气200～250ml，食管囊内注气150ml，观察气囊膨胀是否均匀，压力大小，并记录。然后把气囊放在水中，观察是否漏气。如气囊膨胀不均或漏气，立即更换重试。试毕，抽净囊内气体备用。

3. 清洁鼻腔，选择健侧插入。

4. 用石蜡油润滑三腔二囊管前端及气囊，操作者用手平托三腔二囊管，插到咽部嘱患者做吞咽动作，如患者恶心，可暂停插入，让患者深呼吸，休息片刻，嘱患者进行吞咽动作，使三腔二囊管顺利进入，插入65cm时，若由通胃管的腔能抽出胃内容物，即表示管端已达幽门。

5. 确定在胃内后，先抽净胃内潴留的血液，再向胃囊内充气150～200ml，使压力维持在40～50mmHg，立即用止血钳将胃囊口封紧，防止漏气，然后将三腔二囊管轻轻外拉，有阻力感为止，此时提示气囊已压于胃底部。用500g沙袋通过滑车装置牵引三腔二囊管，固定于床脚架上，以免三腔二囊管滑入胃内。若胃囊压迫后仍有出血，再向食管囊注入空气100～150ml，压力维持在35～45mmHg，压迫食管下1/3，用止血钳夹紧，防止漏气。

6. 最后用注射器吸出全部胃内容物，记录插管时间。以后定时抽吸胃内容物，观察抽出液的颜色变化，以了解出血的情况。

7. 整理用物。

六、注意事项及并发症处理

1. 置管时操作宜缓慢轻柔，切忌快且粗暴。患者头偏向一侧并开通负压吸引器，随时吸出患者的呕吐物，防止反流引起窒息和吸入性肺炎。

2. 三腔二囊管固定后注意有无移位，警惕气囊向上滑至后咽部引起窒息。故床旁需备应急剪刀，当气囊上滑突发窒息时，立即剪断三腔二囊管放气。

3. 密切观察气囊有无漏气，每隔4～6小时测食管囊及胃囊压力1次。经常抽吸胃内容物，观察有无活动性出血，并防止胃管被胃内容物堵塞。

4. 三腔两囊管一般放置不超过3～5天，否则食管和胃黏膜可因受压过久而发生缺血、溃烂、坏死和穿孔。每隔12～24小时应将气囊放空5～15分钟，如果出血，可以继续再充气压迫。放空胃囊前切记先解除牵引。

5. 出血停止后24小时，先放出食管囊气体，然后放松牵引，再放出胃囊气体，继续观察有无出血，观察24小时仍无出血者，即可考虑拔出三腔二囊管，首先口服石蜡油20～30ml，抽尽食管囊及胃囊气体，然后拔出三腔二囊管，并观察囊壁上的血迹，以了解出血的大概部位。

本章练习题

【单选题】

1. 三腔二囊管的适应证为（　　）
A. 食管胃底静脉曲张破裂大出血患者的局部压迫止血
B. 十二指肠溃疡的止血
C. 消化道出血的压迫止血
D. 上消化道大出血的压迫止血

2. 三腔二囊管的禁忌证为（　　）
A，食管曲张患者
B. 严重冠心病、高血压患者
C. 胃穿孔患者
D. 胃潴留患者

3. 向胃囊注气（   ）

A．100～150ml

B．120～150ml

C．150～200ml

D．100～120ml

4. 三腔二囊管向食管囊注气（   ）

A．50～100ml

B．100～120ml

C．200～300ml

D．100～150ml

5. 牵引重物（   ）

A．0.5kg

B．0.4kg

C．0.3kg

D．0.6kg

6. 三腔二囊管牵引重物离地面（   ）

A．50cm

B．30cm

C．40cm

D．60cm

7. 三腔二囊管牵引角度为（   ）

A．30°～40°

B．30°～50°

C．40°～45°

D．40°～60°

8. 在拔除三腔二囊管时，先口服石蜡油（   ），再缓缓拔管

A．10～20ml

B．20～30ml

C．30～40ml

D．40～50ml

9. 在进行三腔二囊管压迫止血操作时，为了不让食管黏膜坏死，每隔（   ）应放松气囊及缓解牵引压力

A．6～8小时

B．8～10小时

C．10～12小时

D．12～24小时

10. 三腔二囊管压迫止血操作引起窒息时，处理的流程正确的是（   ）

A．立即拔出三腔二囊管→报告医生→吸氧→吸引呕吐血块及胃内容物→必要时气管插管

B．立即拔出三腔二囊管→报告医生→吸引呕吐血块及胃内容物→吸氧→必要时气管插管

C．报告医生→立即拔出三腔二囊管→吸氧→吸引呕吐血块及胃内容物→必要时气管插管

D．报告医生→立即拔出三腔二囊管→吸引呕吐血块及胃内容物→吸氧→必要时气管插管

第十三章

血液净化技术

血液净化包括血液透析、血液滤过、血液灌流、血浆置换、免疫吸附等，本章主要介绍血液滤过和血液灌流。

第一节 血液滤过

一、目的

1. 改善电解质紊乱及调节酸碱平衡　当肾功能受到严重损害时，无法正常进行代谢，血液净化则可代替部分肾功能，改善电解质紊乱和调节酸碱平衡。

2. 减轻心脏负荷和水肿　血液净化可以清除体内多余的水分，缓解肾衰竭导致的心脏负荷和水肿问题。

3. 排出身体内毒素　血液净化能及时清除体内大量聚集的毒素，如食物中毒或者药物中毒，减少毒素对机体的损伤。

二、适应证

1. 高血容量性心功能不全、急性肺水肿。
2. 严重酸碱失衡及电解质紊乱。
3. 急性药物或毒物中毒。
4. 急慢性肾衰竭合并血流动力学不稳定。
5. 尿毒症性心包炎。
6. 肝性脑病、肝肾综合征。
7. 感染性休克。
8. 急性呼吸窘迫综合征。
9. 多器官功能障碍综合征。

三、禁忌证

1. 无法建立合适的血管通路。
2. 严重凝血功能障碍。
3. 严重活动性出血。
4. 治疗后仍血流动力学不稳定者。
5. 对血液滤过相关材料过敏者。

四、操作前准备

（一）患者准备
宣教，签署知情同意书，意识障碍患者由家属签署知情同意书。

（二）材料准备
选择合适的血液净化方式，穿刺物品、消毒剂、麻醉剂及无菌手套准备。

（三）操作者准备
1. 确定和建立合适的血液净化通路，确认血滤器类型。

2. 选择穿刺部位及体位

（1）股静脉：穿刺侧下肢外展外旋30°。

（2）颈内静脉：去枕仰卧，头低15°～30°，肩部垫一软垫，暴露颈部，将头转向操作对侧。

（3）锁骨下静脉：去枕头低15°，肩部垫枕，头转向对侧。

五、操作步骤

1. 建立血管通路

（1）无菌操作（洗手，穿戴口罩、帽子、手套）。

（2）术区消毒，铺巾。

（3）再次确认穿刺部位。

（4）局部浸润麻醉。

（5）静脉穿刺，确认穿刺针在中心静脉内。

（6）置入导丝。

（7）沿导丝置入扩张管。

（8）置入导管。

（9）记录置入深度（cm）。

（10）肝素水冲洗导管。

（11）导管固定。

（12）手术后处理（器械处理，利器处理，医疗垃圾处理）。

2. 机器型号及治疗模式的选择

（1）机器型号：可根据各个医院所拥有的机器进行选择。

（2）治疗模式：①CVVH。通过超滤清除水分，并通过对流原理清除大、中、小分子溶质，尤其对中、大分子的清除具有独特优势。②CVVHD。通过弥散原理清除溶质，但对中、大分子清除欠佳。③CVVHDF。是CVVH和CVVHD的组合治疗方式，通过对流和弥散清除溶质，在一定程度上兼顾了对不同大小分子溶质的清除能力。④SCUF。以超滤水分为主，不需要补充置换液及透析液，对溶质基本无清理能力。⑤CPFA。通过血浆分离器连续分离血浆，滤出的血浆进入活性炭、树脂等装置进行吸附，治疗后的血浆再经过静脉通路至体内。

3. 连接管道 根据血滤器指示逐步安装管路，注意不同的治疗模式有不同的安装方式。

4. 管路预冲 2000ml生理盐水＋1支肝素或3000ml生理盐水＋1.5支肝素进行预冲。一般预冲液不进入体内。

5. 血流速度

（1）CVVH、CVVHD、CVVHDF血流速度通常为100～300ml/min。

（2）SCUF血流速度通常为50～200ml/min。

（3）CPFA血流速度通常为100～120ml/min。

6. CRRT置换液配方选择　置换液的电解质含量基本与血浆成分类似，可根据患者电解质情况调整各个成分的剂量，可使用置换液配方表（表13-1）

表13-1　置换液配方表

成分	用量/ml	注意事项
生理盐水	2000	根据上机后复查的电解质结果调整
注射用水	500	使用Aquarius时NaHCO₃单独输注
50%GS	10	若血K⁺≤5.0mmol/L，加10%KCl溶液7ml
25%MgSO₄	3	（K⁺ 3.5mmol/L），若血K⁺≥6.0mmol/L，不要加10%KCl溶液
5%NaHCO₃	125	钙剂和镁剂不要同时加在置换液中，钙剂从另外的静脉通路输入体内，
10%KCl	7	使用枸橼酸抗凝时置换液不加钙剂

7. 抗凝方式和剂量调整（图13-1）

□普通肝素抗凝：

出血危险	负荷剂量/（IU·kg⁻¹）	维持剂量/（IU·min⁻¹）	目标APTT/s	目标ACT/s
无	50	10～20	60	＜250
小	15～25	5～10	45	160～180
大	10	2.5～5	30	120

□低分子量肝素抗凝：

□枸橼酸　　初始泵速：　　　　　　4%枸橼酸ml/h

抗凝剂量　　初始的4%枸橼酸泵速（ml/h）设置为血液流速（BFR）的1.2～1.5倍

钙剂初始泵速　　5%CaCl₂ml/h；10%葡萄糖酸钙ml/h

建议5%CaCl₂初始泵速为4%枸橼酸流速的4%，10%葡萄糖酸钙初始泵速为4%枸橼酸流速的6%

滤器后Ca²⁺/（mmol·L⁻¹）	4%枸橼酸	外周Ca²⁺/（mmol·L⁻¹）	5%CaCl₂	10%葡萄糖酸钙
＜0.20	降低5ml/h	＞1.45	降低4ml/h	降低6ml/h
0.20～0.40	不变	1.21～1.45	降低2ml/h	降低3ml/h
0.41～0.50	增加5ml/h	1.00～1.20	不变	不变
＞0.50	增加10ml/h	0.90～1.00	增加2ml/h	增加3ml/h
		＜0.90	推注0.2ml/kg，增加4ml/h	推注0.3ml/kg，增加6ml/h

□无抗凝剂　　□不冲洗　□生理盐水125mlq30min　□生理盐水250mlq30min

图13-1　抗凝方式和剂量调整

注：APTT，活化部分凝血活酶时间；ACT，激活全血凝固时间。

8. 治疗期间监测凝血功能

（1）肝素抗凝上机后每6小时监测活化部分凝血活酶时间（activated partial thromboplastin time，APTT），随监测调整；定期复查血常规。

（2）低分子量肝素抗凝和无抗凝患者注意监测血滤器凝血和有无出血倾向。

（3）局部枸橼酸抗凝需监测体内和血滤器后Ca^{2+}、pH、Na^+、HCO_3^-，上机后8小时内每2小时测一次并调整枸橼酸和钙剂泵速，上机9～24小时内，每4～6小时测一次，若体内和血滤器后血Ca^{2+}水平稳定，可每6～8小时监测一次。另外，每8～12小时监测一次体内总钙水平。

9. 撤机

（1）治疗结束时观察患者生命体征。

（2）血滤管路动脉端用生理盐水冲管直至血滤器里血液全部冲回静脉端为止，血滤机按"停止"键，记录血滤器各数据，静脉端用20ml生理盐水脉冲式冲管，5ml肝素盐水正压封管。

（3）妥善固定导管。

六、注意事项及并发症处理

（一）注意事项

1. 感染预防　操作前穿衣，戴口罩、帽子及手套；严格洗手及术区消毒；严格无菌操作；多次穿刺（≥3次）；误穿动脉；误入假道；后期如出现导管感染，需及时拔除，并同时留取导管血、导管尖端培养及2个不同部位外周血培养。

2. 上机前　检测血常规，纤溶功能，肝肾功能，电解质，血气分析。

（二）并发症及处理

1. 术中并发症及处理

（1）心律失常：注意导丝置入深度。

（2）损伤动脉、神经及淋巴管：压迫止血，更换穿刺部位。

（3）出血，局部血肿：压迫止血。

（4）气胸、血气胸：吸氧，卧床休息，密切监测生命体征变化，严重者留置胸腔引流管。

2. 术后并发症及处理

（1）导管意外脱出：压迫止血，更换穿刺部位，重新置入导管。

（2）导管相关感染：及时拔出导管，留取导管血培养及导管尖端培养，予以抗菌药物治疗。

（3）出血：停用抗凝药物，更换抗凝方案，肝素抗凝者可予以鱼精蛋白拮抗治疗。

（4）血栓形成及栓塞：抗凝，早期卧床休息。

（5）管腔堵塞：可予以尿激酶溶解血栓，效果不佳者更换导管。

（6）空气栓塞：吸氧，卧床休息。

（7）低体温：予以引流血加温治疗，保暖，升温。

（8）生物不相容性（寒战、发热）：抗过敏治疗，拔出导管，停止治疗。

第二节 血液灌流

一、目的

将患者血液从体内引到体外循环系统内，通过灌流器中吸附剂吸附毒物、药物、代谢产物，达到清除这些物质的目的。

二、适应证

1. 急性药物或毒物中毒。
2. 尿毒症，尤其是顽固性瘙痒、难治性高血压。
3. 重症肝炎，暴发性肝衰竭。
4. 严重感染。
5. 银屑病或其他自身免疫性疾病。
6. 其他疾病，如精神分裂症、甲状腺危象、肿瘤化疗等。

三、禁忌证

1. 无法建立合适的血管通路。
2. 严重凝血功能障碍。
3. 严重活动性出血。
4. 治疗后仍血流动力学不稳定者。
5. 对灌流器及相关材料过敏者。

四、操作前准备

1. 患者准备　宣教，签署知情同意书，意识障碍患者由家属签署知情同意书。
2. 材料准备　穿刺物品、消毒剂、麻醉剂及无菌手套准备。
3. 操作者准备
（1）确定和建立合适的血液灌流通路，确认血滤器类型。
（2）选择穿刺部位及体位：同血液滤过。

五、操作步骤

1. 建立血管通路
（1）无菌操作（洗手，穿戴口罩、帽子、手套）。
（2）术区消毒、铺巾。
（3）再次确认穿刺部位。
（4）局部浸润麻醉。
（5）静脉穿刺，确认穿刺针在中心静脉内。

（6）置入导丝。

（7）沿导丝置入扩张子。

（8）置入导管。

（9）记录置入深度（cm）。

（10）肝素水冲洗导管。

（11）导管固定。

（12）手术后处理（器械处理，利器处理，医疗垃圾处理）。

2. 血滤器型号选择

（1）血滤器型号：可根据各自医院情况，根据不同病情选择不同的血滤器。

（2）血浆置换：通过血浆分离器将患者血浆和血细胞分类，弃掉含有致病因子的血浆，同时补充等量置换液（新鲜冰冻血浆、普通血浆或白蛋白等）。

（3）血液灌流：通过灌流器中吸附剂吸附毒物、药物、代谢产物，达到治疗目的。

3. 连接管道　根据灌流器指示逐步安装，根据不同情况选择不同的血滤器。

4. 管路预冲、排气

（1）500ml生理盐水＋1支肝素钠循环冲洗后，再行应用2000ml生理盐水冲洗管道。

（2）机器自循环30分钟，流速50～100ml/min。

（3）一般预冲液不进入体内。

5. 血流速度

（1）血液灌流：初始血流速为100ml/min，5～10分钟后逐渐调至100～200ml/min，最高血流速为250ml/min。

（2）血浆置换：血流速通常为100～150ml/min。

6. 抗凝

（1）抽取生理盐水48ml＋肝素100mg于50ml注射器内，注明配置时间并置于无菌盘内备用，并从中分别抽取首剂肝素和追加肝素，剂量遵医嘱；灌流前20～30分钟经外周给予首剂肝素推入。

（2）肝素一般首剂62.5～125U/kg（0.5～1.0mg/kg），追加剂量10～20mg/h，间歇性静脉注射或持续性静脉输注（常用）；预期结束前30分钟停止追加。肝素剂量应依据患者的凝血状态个体化调整。

（3）低分子量肝素60～80U/kg：有条件者在上机后15分钟内查APTT、凝血酶原时间（prothrombin time，PT），调整维持量肝素用量。

7. 撤机

（1）灌流结束时，将血液管路动脉端与留置导管动脉端断开，将血液管路动脉端与生理盐水500ml连接，将血流速减至100ml/min以下，开启血泵回血。同时在留置导管动脉端用脉冲式推注生理盐水10ml冲洗管路，用弹丸式推注封管液，夹毕后连接导管肝素帽。

（2）回血完毕后，在留置导管静脉端用脉冲式推注生理盐水10ml冲洗管路，用弹丸式推注封管液，夹毕后连接导管肝素帽。

六、注意事项及并发症处理

1. 如出现凝血异常，可予以鱼精蛋白拮抗。1mg鱼精蛋白可中和100U肝素。

2. 余同血液滤过。

本章练习题

【单选题】

1. 有机磷农药中毒最适宜的血液净化方式（   ）

A. 血液透析

B. 血液灌流

C. 血液滤过

D. 单纯超滤

E. 以上都不对

2. 目前高通量透析器是指（   ）

A. 超滤系数＞10ml/（mmHg·h）

B. 超滤系数＞15ml/（mmHg·h）

C. β_2微球蛋白清除率＞20ml/min

D. 水通透性高

E. 尿素总转运面积系数（KoA）＞600

3. 血液透析患者对于肝素引起的出血可使用鱼精蛋白拮抗，以下哪种说法正确（   ）

A. 1mg鱼精蛋白可拮抗100U肝素

B. 1mg鱼精蛋白可拮抗200U肝素

C. 1mg鱼精蛋白可拮抗500U肝素

D. 1mg鱼精蛋白可拮抗1000U肝素

E. 1mg鱼精蛋白可拮抗10 000U肝素

4. 单位mmHg压力梯度下每小时通过膜转运的液体毫升数被称为（   ）

A. 筛选系数

B. 超滤系数

C. 弥散系数

D. 尿素清除系数

E. 肾小球滤过率

5. 透析液的电导度主要反映哪种离子的浓度（   ）

A. 钾

B. 钙

C．氯

D．钠

E．镁

6．血液透析滤过后稀释置换液的输入量应小于或等于血流量（　　）

A．20%

B．30%

C．35%

D．40%

E．50%

7．局部枸橼酸钠抗凝的禁忌证不包括（　　）

A．严重肝功能障碍

B．低氧血症

C．高钠血症

D．肝素介导的血小板减少症患者

E．代谢性碱中毒，高乳酸盐血症

【多选题】

8．以下情况需紧急行血液透析的指征为（　　）

A．药物不能控制的高钾血症（＞6.5mmol/L）

B．药物不能控制的水钠潴留

C．药物不能纠正的代谢性酸中毒

D．呼吸性酸中毒

E．肌酐＞707μmol/L

9．血液透析的相对禁忌证（　　）

A．收缩血压低于80mmHg

B．严重心律失常

C．糖尿病患者

D．晚期恶性肿瘤

E．脑出血

10．使用碳酸氢盐透析液的优点有（　　）

A．纠正酸中毒迅速

B．心血管稳定性好

C．不易滋生细菌

D．血液透析过程中不适症状少

E．不容易产生CO_2

第十四章

镇痛镇静技术

一、目的

1. 减轻疼痛及躯体不适。

2. 诱导遗忘，缓解焦虑，减少或消除患者对病痛的不良记忆。

3. 减轻躁动或谵妄，防止患者的无意识行为（如挣扎）干扰治疗，保护患者的生命安全。

4. 对抗过度应激，降低机体代谢速率，减轻脏器代谢负担。

二、适应证

1. 疼痛。

2. 焦虑。

3. 躁动。

4. 手术、有创操作。

5. 睡眠障碍。

三、（相对）禁忌证

1. 对镇痛镇静药物成分过敏。

2. 明显呼吸抑制尚未建立有效人工气道前。

3. 休克尚未纠正控制前。

4. 麻痹性肠梗阻。

四、操作前准备

1. 患者准备　宣教，知情同意。

2. 操作者准备　评估患者，选择合理的镇痛镇静方案。

五、操作步骤

（一）镇痛步骤

1. 疼痛评估

（1）患者可交流：采用数字评定量表（numerical rating scale，NRS），NRS是一个从0～10的点状标尺，0代表不痛，10代表最痛，由患者从上面选一个数字描述疼痛程度。

（2）患者不可交流

1）行为疼痛量表（behavioral pain scale，BPS）（表14-1）：总分12分，包括面部表情、上肢活动和呼吸机依从性。0分为不痛，12分为严重疼痛。

2）重症疼痛观察工具（criticalcare pain observation tool，CPOT）（表14-2）：评估4个部分：面部表情、身体运动、四肢肌肉紧张度和呼吸机依从性。每个部分0～2分，评分越高提示疼痛越严重。

2. 选择合理的镇痛方案

（1）非药物治疗：变换体位、去除导致不适的躯体刺激、保暖/降温、音乐疗法等。

（2）药物治疗：①非阿片类镇痛药物，可单独使用或与阿片类药物联用。②阿片类镇痛药物（表14-3）。

表14-1 BPS

项目	描述	评分/分
面部表情	放松	1
	部分绷紧（如眉毛降低）	2
	全部绷紧（如眼睑紧闭）	3
	痛苦	4
上肢活动	无运动	1
	部分卷曲	2
	和手指一起全部卷曲	3
	长时间卷曲	4
呼吸机依从性	可耐受	1
	咳嗽，但大部分时间可正常通气	2
	人机对抗	3
	不能人工通气	4

表14-2 CPOT

项目	描述	评分/分
面部表情		
	未见面部肌肉紧张	0
	面部肌肉绷紧，表现为眉毛	1
	出现以上所有表情，并双眼紧闭	2
身体运动		
	安静，无运动	0
	缓慢小心地移动，轻抚痛处，通过移动身体获得别人的注意	1
	拉扯气管插管，试图坐起，在床上翻来覆去，不配合指令，袭击医务人员，试图翻越床栏	2
四肢肌肉紧张度		
	被动运动时无阻力	0
	被动运动时有阻力	1
	被动运动时阻力非常大，无法完成动作	2
呼吸机依从性	人机同步（有插管）	
	通气顺畅，无呼吸机报警	0
	呛咳，呼吸机报警触发，疼痛时自主呼吸暂停	1
	人机不同步，呼吸机频繁报警	2
	发声（无插管）	
	说话时语调平稳或不出声	0
	叹息、呻吟	1
	哭喊、抽泣	2

表14-3 常用阿片类镇痛药物

药物	半衰期	持续时间	等效剂量	常用剂量
吗啡	2～4h	4～5h	10mg	皮下注射5～10mg 维持0.07～0.5mg/（kg·h）
芬太尼	2～5h	0.5～1h	100μg	肌内注射100μg 维持0.7～10μg/（kg·h）
瑞芬太尼	3～10min			静脉注射1.5μg/kg 维持0.5～15μg/（kg·h）
哌替啶	3h	2～4h	100mg	肌内注射50～100mg/次

（二）镇静步骤

1. 镇静评估

（1）Richmond躁动-镇静评分（Richmond agitation and sedation scale，RASS）（表14-4）

表14-4 RASS

状态	描述	评分/分
攻击性	有明显攻击性或暴力行为，对人员有直接危险	4
非常躁动	拔、拽各种插管，或对人员有过激行为	3
躁动	频繁的无目的动作或人机对抗	2
不安	焦虑或紧张但无攻击性或表现为精力过剩	1
警觉但安静	自发地关注工作人员	0
嗜睡	不全警觉，但对呼唤持续清醒＞10s，能凝视	−1
轻度镇静	对呼唤有短暂（＜10s）清醒，伴眨眼	−2
中度镇静	对呼唤有一些反应（但无眨眼）	−3
深度镇静	对呼唤无反应但对躯体刺激有一些反应	−4
不易觉醒	对呼唤和躯体刺激无反应	−5

（2）镇静-躁动评分（sedation and agitation scale，SAS）（表14-5）

表14-5 SAS

状态	描述	评分/分
危险躁动	牵拉气管插管，试图拔出导管，翻越床栏，攻击医务人员，在床上翻来覆去	7
非常躁动	反复劝阻仍不能安静，需要保护性束缚，咬气管插管	6
躁动	焦虑或轻度烦躁，试图坐起，劝说后可安静下来	5

续　表

状态	描述	评分/分
安静、配合	安静，容易唤醒，服从指令	4
镇静	不易唤醒，语言刺激或轻轻摇动可醒但又入睡，能服从简单指令	3
非常镇静	对躯体刺激有反应，不能交流及服从指令，有自主运动	2
不能唤醒	对恶性刺激无反应或有轻微反应，不能交流及服从指令	1

2. 选择合理的镇静方案（表14-6）

表14-6　常用镇静药物

常用镇静药物	作用机制	半衰期	负荷剂量	维持剂量
丙泊酚	GABA-α激动剂	40min	1～3mg/kg	0.5～4mg/（kg·h）
右美托咪定	CNS-α$_2$激动剂	6min	1～2μg/（kg·h）	0.2～0.7μg/（kg·h）
咪达唑仑	GABA-α激动剂	3h	0.03～0.3mg/kg	0.04～0.2mg/（kg·h）
地西泮	GABA-α激动剂	20～70h	0.02～0.1mg/kg	

六、注意事项及并发症处理

（一）注意事项

1. 在对患者实施药物镇痛镇静前，应明确患者产生疼痛、焦虑、激惹的原因，了解镇痛镇静药物的药理作用、不良反应、禁忌等。

2. 镇痛镇静过程中，应严密监护及评估。

（二）常见并发症及处理

1. 呼吸抑制　减少或停用使用剂量；使用拮抗药物拮抗；保持气道通畅，吸氧，必要时建立人工气道，进行呼吸支持。

2. 低血压　密切监测血流动力学，注意补充血容量，适当减少镇痛镇静药物用量。

3. 戒断综合征　加强预防，避免长时间、过量使用镇痛镇静药物，避免单一药物蓄积和依赖。

4. 其他　如皮疹、消化道反应、肝肾损害等，给予减少药物用量或停药，对症处理。若出现过敏性休克，按严重过敏反应处理。

本章练习题

【单选题】

1. 下列哪项为第五大生命体征（　　）

A．体温

B．脉搏

C．呼吸

D．疼痛

2. **下列描述正确的是（　　）**

A．疼痛有双层含义，痛觉和病理反应

B．疼痛有双层含义，痛觉和痛反应

C．痛觉是个体的客观体验

D．疼痛是机体对有害刺激的适应性反应

3. **使用药物镇痛，下列说法错误的是（　　）**

A．在使用药物前，须了解药物的基本知识

B．在给予药物前，应严格掌握剂量及时间

C．在疼痛缓解或停止时，应及时停药

D．在病情未明确前，就使用镇痛药

4. **数字评分法重度疼痛的分值为（　　）**

A．5～9分

B．7～11分

C．6～8分

D．7～10分

5. **下列半衰期最短的镇痛药物是（　　）**

A．吗啡

B．芬太尼

C．瑞芬太尼

D．对乙酰氨基酚

6. **丙泊酚起效时间为（　　）**

A．1～2分钟

B．2～3分钟

C．3～5分钟

D．5～6分钟

7. **浅镇静时RASS评分为（　　）**

A．-2～1分

B．-1～1分

C．0～2分

D．-1～-3分

【多选题】

8. **重症患者机械通气镇静的目的（　　）**

A．保证患者安全和舒适

B．缓解焦虑、躁动

C．减少氧耗

D．减少人机对抗，达到人机协调

9．理想的镇痛药物应具备（　　）

A．起效迅速

B．易调控

C．半衰期短

D．较少的代谢产物蓄积

10．有关危重患者镇痛镇静，下列说法错误的是（　　）

A．不进行有创操作的患者无须镇痛

B．镇痛剂会抑制胃肠蠕动

C．镇痛治疗无须设置目标值

D．镇静过深不会增加呼吸机相关性肺炎的发生率

第十五章

高压氧治疗技术

一、目的

1. 提高血氧含量，改变血液携氧方式。

2. 提高氧的弥散距离，改善微循环，改善缺血缺氧组织血供。

3. 调节血管舒缩功能，促进侧支循环建立。

4. 促进体内气泡的消失。

二、适应证

1. 急性一氧化碳中毒及其他有害气体中毒（含迟发性脑病及后遗症）。

2. 空气栓塞症及减压病。

3. 气性坏疽、坏死性软组织感染产生厌氧菌蜂窝织炎。

4. 窒息、心肺复苏后缺氧性脑功能障碍。

5. 脑血栓、颅脑外伤及脑功能障碍、脑水肿。

6. 突发性耳聋。

7. 急性眼底供血障碍。

8. 急性氢化物中毒及安眠药、奎宁中毒所致的视力障碍和意识障碍。

9. 断肢（指）再植术后及伴有广泛性挫伤、挤压伤、撕裂伤或中等以上的血管破裂（外科处理后）的末梢循环障碍。

10. 植皮、皮瓣移植。

三、禁忌证

（一）绝对禁忌证

1. 未经处理的气胸。

2. 未经治疗的恶性肿瘤。

3. 未经处理的活动性出血。

（二）相对禁忌证

1. 重度肺气肿疑有肺大疱、肺囊肿者。

2. 严重肺部感染、损伤、胸部手术、多发性肋骨骨折及开放性胸壁、胸腔创伤。

3. 活动性肺结核、空洞形成及咯血者。

4. 急性上呼吸道感染伴咽鼓管阻塞者。

5. 急性鼻旁窦炎、急性中耳炎。

6. 血压过高（＞160/100mmHg）、Ⅲ度房室传导阻滞、病态窦房结综合征、心动过缓（＜50次/分）。

7. 凝血机制异常。

8. 不明原因高热。

9. 月经期及妊娠前6个月。

10. 有氧气中毒史及氧过敏史。

11. 精神病未控制者。

四、操作前准备

1. 设备准备 使用前应对舱体及辅助设备进行检查，勿使机器"带病"工作。

2. 物品准备 科内应备齐抢救及检查治疗患者用品、医疗仪器、护理用具、治疗用品、消毒用品、药物、医疗表格和供氧面罩等。并定期检查，更换，使之处于良好状态。

3. 患者准备 对患者进舱治疗须知及注意事项进行宣传教育。①患者及陪护须知：介绍高压氧的设备及治疗情况，供氧装置与通信设备的使用方法，教患者学会咽鼓管吹张动作，如吞咽法、咀嚼法（咀嚼糖果）、捏鼻鼓气法，首次治疗必要时给予1%呋麻合剂点鼻。介绍正确佩戴面罩，正确吸氧的方法和治疗过程中可能发生的副作用。如在治疗过程中出现任何不适症状要及时告知医护人员。②防火：仔细检查、认真询问、反复强调督促。禁带火种（火柴、火机、电子用品）、易燃易爆物品（酒精、发胶、塑料、一次性制品）入舱。禁穿易产生静电火花的化纤服装（尼龙、腈纶等），更换全棉质的病号服。

五、操作步骤

1. 加压 将压缩空气加入高压氧舱内，使舱内压力逐渐升高即加压。由常压上升到所需的治疗压力的过程称为加压阶段，这个过程所需的时间就是升压时间。中间暂停时间应计入加压时间。

2. 稳压 当压力升到所需的治疗压力后使其稳定不变即稳压，又称高压下停留。从停止升压到开始减压时止，这段时间称为稳压时间。严格掌握吸氧程序和吸氧间歇时间，总吸氧时间为60～80分钟。

3. 减压 从高压降到常压的过程称为减压阶段。这个过程所需要的时间就是减压时间。常规治疗多采用等速减压法，此法减压有利于气体脱饱和，使机体充分利用吸收的氧，并使机体保持均匀的压力差，患者感觉舒适。

4. 出舱后工作 检查舱内各种装置是否完好，整理舱内各种物品，打扫舱内卫生，并进行消毒处理。做好下次治疗的供气和供氧准备。治疗完毕填写高压氧治疗记录并签名。

六、注意事项及并发症处理

（一）注意事项

1. 操作前做好仪器设备的安全性和系统正常性检查，紧急排气和呼救装置是否正常。

2. 根据季节和患者的要求将舱内温度调整到适宜的温度（冬季18～22℃，夏季24～28℃）

3. 升压时不断询问和观察患者有无耳痛不适，嘱患者及时做好调压动作。若耳痛明显，暂停加压，继续做调压动作，必要时给予1%呋麻合剂点鼻。耳痛剧烈难忍时，必须立即停止加压，并适当排气降压，消除症状。无效时应终止治疗，由过渡舱减压出舱。一般情况下，切忌强行加压，以免导致中耳气压伤和鼻旁窦气压伤的发生。

4. 严密观察舱内的温度，氧气浓度。随时通风调节舱内温度、氧气浓度，氧浓度应控制在21%～25%。

5. 时刻观察流量计，了解患者的吸氧情况，如发现吸氧不良，及时指导患者正确吸氧，以保证治疗效果。

（二）并发症及处理

高压氧对人体的毒副作用主要包括气压伤和氧中毒。

1. 中耳气压伤　中耳气压伤是在加压舱内加、减压时环境气压改变，引起中耳鼓室内外压强不平衡导致的伤害。其发生与咽鼓管的解剖生理及功能障碍密切相关。中耳气压伤是最常见的高压氧治疗并发症，主要发生在加压过程中。

（1）发病机制：中耳为含气腔窦。中耳腔经一个狭长咽鼓管与口咽相通，中耳腔内气压的调节依赖咽鼓管的打开。正常咽鼓管口可在吞咽、打哈欠、捏鼻鼓气等时打开，使鼓室内外压力不断调节，保持平衡。咽鼓管为软性管道，其在鼻咽部的开口为豁口型，空气进出容易受阻。咽鼓管不能打开的常见原因有上呼吸道感染（因鼻咽部黏膜充血水肿导致咽鼓管狭窄）、鼻咽部息肉、咽部淋巴样组织增生、咽部肿块压迫阻塞咽鼓管等。当鼓室内压与外界压力差值达到1.3～3.9kPa（10～30mmHg）时，鼓膜发生内陷；达到7.8kPa（60mmHg）时，出现疼痛；达到13kPa（100mmHg）时，出现剧烈耳痛及中耳渗液；达到15.6kPa（120mmHg）时，鼓膜破裂。

（2）临床表现：①轻度。出现耳痛，鼓膜内陷，中耳黏膜充血。②中度。剧烈耳痛，耳鸣，耳堵塞感，鼓膜广泛充血，中耳腔渗液。③重度。鼓膜破裂，剧痛突然消失，有血性渗出物从外耳道流出。

（3）治疗：①鼓膜未破，仅有充血反应者，无须特殊治疗。若中耳腔内有明显渗出液或出血，则考虑行鼓膜穿刺术，促进痊愈。②皮膜已破者，可用抗菌药物预防感染。

（4）预防：①首次入舱治疗前让患者做好捏鼻鼓气动作，了解咽鼓管通气是否良好。②上呼吸道感染、中耳炎或咽鼓管通气不良者，暂缓高压氧治疗。③有轻度鼻塞者，入舱前常规应用1%呋麻合剂以收缩血管，减轻局部黏膜水肿。④加、减压时通知患者进行咽鼓管调压动作（吞咽、捏鼻鼓气）。⑤注意控制加减压速度。在表压0.03～0.06MPa期间升压速度要慢，每分钟升压不能超过0.01～0.02MPa。⑥若患者出现耳痛，应立即停止加压，必要时快速减压0.01～0.02MPa，使咽鼓管开放后，重新升压。⑦昏迷患者进行常规高压氧治疗时，原则上不主张先行鼓膜穿刺，因为常规高压氧治疗压力较低，升压缓慢，鼓膜受压损伤较轻微。减压病昏迷患者治疗前应行预防性鼓膜穿刺。

2. 鼻旁窦气压伤　人体颅骨的四对鼻旁窦：额窦、上颌窦、筛窦和蝶窦，均有狭窄通道与鼻腔相通，如通道发生阻塞，在高压氧治疗的加、减压过程中就可能发生气压伤。

（1）发病机制：由于窦壁黏膜感染、充血、肿胀或鼻甲肥大、鼻息肉等，鼻旁窦与鼻腔的通道不够通畅或完全阻塞，加压时气体难以进入窦腔内，致使窦腔呈相对负压，而使血管扩张、渗出、肿胀，甚至出血。而减压时，气体难以从窦腔排出，窦胞内气体急速膨胀，压迫黏膜，引起膨胀感及头痛。

（2）临床表现：①鼻旁窦气压伤时，鼻旁窦所在部位发生疼痛及压痛。②鼻腔检查鼻腔内血管扩张，有渗出物，甚至有血性分泌物从鼻腔流出。

（3）预防：急性鼻窦炎被列为高压氧的相对禁忌。在非急性炎症期行高压氧治疗时，治疗窗应常规使用呋麻合剂，以收缩血管，减轻黏膜肿胀。

（4）治疗：按急性鼻窦炎处理。①暂停高压氧治疗。②用呋麻合剂滴鼻，保持鼻窦开口通畅。③应用抗菌药物预防感染。

3. 肺气压伤　通常发生在高压氧治疗的减压过程中。高压氧治疗患者突然屏住呼吸或剧烈咳嗽时，或使用密闭循环装置的潜水员减压过程中，由于装置阻塞时肺内气体膨胀，肺内压突然升高，引起肺泡肿胀，组织撕裂和血管损伤，除可造成气胸外，还可由于气体进入血管内或纵隔导致严重后果。

（1）发病机制：肺气压伤的基本原因是肺内压力迅速升高，当肺泡与外界气压差 $>80mmHg$ 时可引起肺组织破裂，造成气胸。如高压气体穿过破裂的肺泡膜进入肺毛细血管形成气泡，随血液进入大循环，可发生血管气体栓塞。气体进入纵隔可造成皮下气肿。

（2）临床表现：呼吸系统症状常出现持续性咳嗽伴剧烈胸痛，呼吸急促或呼吸困难，口鼻流出泡沫状血，咯血可持续1～3天，甚至更久，双肺可闻及散在大湿啰音。发生气胸时可出现呼吸音降低或消失。

（3）治疗：①处理气胸。应尽快施行胸腔穿刺抽气，并予水封瓶引流。②加压治疗。加压治疗是肺气压伤最有效的治疗方法，应争取尽早进舱治疗，升压速度要尽可能快，治疗压力不低于6ATA，其目的是尽快消除肺气压伤后形成的血管内气体栓塞。加压治疗的机制、原则及方法与减压病的治疗相同。治疗结束后，患者要绝对安静，留在高压舱附近观察1～2天。为防治肺炎，应常规应用抗菌药物。③对症治疗：止血、镇咳等。

4. 氧中毒　是指机体较长时间暴露在高氧分压下所致组织器官的功能与结构发生的病理变化。氧中毒易损伤部位为脑、肺及眼。习惯上按中毒发生部位将氧中毒分为脑型、肺型和眼型。事实上，氧中毒时，机体各系统同时受影响，只是程度不同，如脑型氧中毒，同时有肺功能损害，反之亦然。氧中毒发生受多种因素影响，有较大的个体差异和时间差异。

（1）病因：氧中毒的主要原因是氧的压力时间效应量超过机体的可耐受能力，中毒的发生率与中毒深度与氧分压时间成正比。一般在0.25MPa以上的压力环境中吸纯氧，可发生脑型氧中毒。肺型氧中毒多为高氧分压下的时间过长。随吸氧时间的延长，中毒逐渐加重。常压下吸纯氧，6～12小时后可发生胸骨后疼痛；12～18小时，结膜、鼻咽、肺部均可出现刺激症状，肺活量下降；连续吸氧24小时后，可发生支气管肺炎。而吸0.2MPa的高压氧，3小时左右肺活量下降，4小时胸骨后有刺激感，5小时可出现咳嗽，10～12小时可发生明显的肺型氧中毒。

（2）治疗：①立即停止吸氧，改吸空气。②减压出舱。③不能立即停止吸氧的患者应改吸21%～23%的氧气。④如降低吸氧浓度出现缺氧症状时，应使用人工呼吸机。⑤对症治疗，同时应用抗菌药物抗感染。

（3）预防：肺型氧中毒的预防目前主要还是控制高压氧暴露的压强与时程，使之不超过机体的耐受限度。

本章练习题

【单选题】

1. 高压氧治疗的绝对禁忌证之一是（　　）

A. 新生儿

B. 有颅骨缺损者

C. 未经处理的气胸

D. 血压收缩压大于150mmHg

E. 体温在39℃以上

2. 医用空气加压氧舱应急排放能力应保证从最高工作压力下降至表压0.01MPa的时间不超过（　　）

A. 1分钟

B. 1.5分钟

C. 2分钟

D. 2.5分钟

E. 3分钟

3. 引起高压氧舱火灾的三要素是（　　）

A. 火源、助燃剂、氧气

B. 火种、易燃物、高浓度的氧

C. 燃烧物、电火花、氧气

D. 火柴、打火机、氧气

E. 氧气、酒精、火源

4. 按国家标准，医用空气加压氧舱内氧浓度不得超过（　　）

A. 35%

B. 30%

C. 25%

D. 23%

E. 21%

5. 气性坏疽的患者行高压氧治疗时，治疗压力首选（　　）

A. 0.2MPa

B. 0.25MPa

C. 0.3MPa

D. 0.35MPa

E. 0.4MPa

6. 厌氧菌之所以不能在氧气充足的组织中生长繁殖，主要是由于（　　）

A. 厌氧菌缺乏细胞色素和细胞色素氧化酶

B. 厌氧菌缺乏过氧化氢酶和过氧化物酶

C. 厌氧菌缺乏超氧化物歧化酶

D. 以上三项都是

E. 厌氧菌对氧耐受力极强

7. 下列哪项属于高压氧治疗禁忌证（　　）

A. 多发性肋骨骨折，严重而广泛的胸壁挫伤及开放性胸壁创伤而未经处理者；张力性气胸及自发性气胸未经处理者

B. 活动性出血及出血性疾病，如活动性肺结核、空洞形成及咯血者

C. 成人呼吸窘迫综合征

D. 氧敏感试验阳性及有氧中毒病史者

E. 以上四项均是

8. 在高压氧治疗下错误的是（　　）

A. 脑耗氧量减少

B. 脑耗氧量增加

C. 脑血液量减少

D. 脑脊液氧含量增加

9. 高压氧对血压的影响是（　　）

A. 以收缩压升高为主

B. 以舒张压升高为主

C. 以收缩压下降为主

D. 脉压增大

【多选题】

10. 高压氧治疗脑出血患者的注意事项是（　　）

A. 应强调综合治疗，特别是常规治疗和护理，为高压氧治疗创造条件

B. 降低颅内压力仍应以脱水药物为主，在行高压氧治疗时只能减少脱水药物使用次数，不能完全停用

C. 进行高压氧治疗前应详细了解患者咽鼓管通畅程度，如肯定闭塞可先做耳膜切开，以免加减压时造成中耳气压伤，剧痛会使患者燥动而诱发再次出血

D. 升、减压要慢，昏迷患者在升压时可不断向患者口腔滴入少量液体，让患者做吞咽动作

E. 保证患者舱内有效吸氧。重症患者应有医护人员陪同，在舱内应继续常规治疗。血氧分压低的昏迷患者，应做气管切开，并加强吸痰。气管切开患者在舱内吸氧应有特殊设备

第十六章

床边即时检验技术

第一节　床边即时血糖检验

一、目的

1. 了解患者的血糖变化，为糖尿病患者调整治疗方案提供依据。

2. 使血糖维持在接近正常而又安全的范围，预防并发症发生。

3. 用于昏迷患者的病因筛查。

4. 对重症感染患者进行血糖监控。

5. 指导患者调整饮食、药物及运动治疗方案。

二、适应证

1. 无糖尿病症状，随机或空腹血糖异常者。

2. 无糖尿病症状，有一过性或持续性糖尿者。

3. 糖尿病患者平时血糖监测。

4. 急诊昏迷患者的常规病因筛查。

5. 不明原因的肾病或视网膜病变等人群。

6. 重症感染，如感染性休克患者的床边血糖监测。

三、禁忌证

无。

四、操作前准备

1. 病房内环境安静整洁，无家属及其他人员，光线充足，30分钟内无打扫。

2. 护士仪表端庄，服装整洁，七步洗手法洗手，戴帽子、口罩。

3. 准备用物。血糖仪，试纸，采血针，棉签，75%酒精，治疗车，治疗盘，垃圾袋，锐器桶，消毒液，笔及记录本。

五、操作步骤

1. 检查血糖仪、试纸及采血针

（1）血糖仪是否处于完好备用状态，外观有无损坏，电量是否充足。

（2）血糖试纸是否在有效期内，包装是否密闭，有无潮湿破损，有无试纸条码牌。

（3）将试纸条码牌插入血糖仪，核对条码牌号与试纸外包装是否一致。

2. 核对患者身份，解释操作目的，协助患者取舒适体位。

3. 对事先选择好的部位进行酒精消毒，消毒范围直径大于2cm，消毒2遍，待干。

4. 在待干过程中取出试纸插入血糖仪，盖紧试纸盒，再次核对。

5. 正确采血

（1）让被采血者手臂下垂10～15秒。

（2）捏紧手指皮肤，用采血针在指端两侧采血。捏紧皮肤既可减少疼痛感，又可使血液充分溢出，手指两侧采血神经末梢分布少，疼痛较轻。

6. 使用吸入式血糖仪时应保持血糖仪水平位吸血，以保证数值的准确性。使用滴入式血糖仪可先将血滴在试纸上，再插入血糖仪即可。

7. 协助患者用棉签按压采血点直至停止出血，将棉签扔入医用垃圾袋。

8. 等待结果显示并告知患者。

9. 消毒双手后记录结果，并通知医生。

六、注意事项及并发症处理

（一）注意事项

血糖的实际值与检测值误差超过±20%提示血糖监测结果不准确。原因包括：①错误的操作程序。②试纸受潮、过期。③采血方法不当，采血时过度挤压创口。④血糖仪不清洁。⑤其他影响因素。如果出现血糖监测结果不准确，要按照规范流程再次测定血糖值。应注意以下几点：①选用与自己血糖仪相匹配的血糖试纸，最好使用原厂家配套生产的试纸。注意试纸条的有效期，不使用过期的试纸，不要用手触摸试纸两端，不要让试纸受潮。②用75%酒精消毒采血部位，禁止使用含碘伏成分的消毒剂，消毒范围为第一指节掌面及双侧面（以中指、环指常用），完全干燥后才采血。③看到血糖仪屏幕上闪烁血滴符号，提示采血，将采血针头贴紧患者采血部位皮肤，在指侧腹快速穿刺，用无菌棉签弃掉第一滴血。④采血时不要过度挤压创口，应从手指根部朝指尖方向挤血，不可掐指尖取血。⑤每次不要在相同部位采集血样，血糖试纸进血端口轻触血液，要采足够血量。⑥试纸条应盖紧，放在室温条件下保存，注意防止潮湿和避光，不要存放冰箱内。

（二）并发症处理

1. 感染

（1）临床表现：采血部位红肿热痛，局部压痛明显。

（2）预防措施：①采血测定人员必须接受专业培训。②采血前有效洗手，有效皮肤消毒；针头一人一用一废弃。③采血部位避免太靠近指甲，以免增加感染的危险。

（3）处理措施：①针头局部感染，可涂0.5%聚维酮碘溶液。②严重感染者，控制感染，必要时遵医嘱使用抗菌药物。

2. 出血

（1）临床表现：采血后少量血自针刺部位流出。

（2）预防措施：①选择采血部位并合理轮换采血部位。②采血完毕后，局部按压1～2分钟，凝血机制障碍者适当延长按压时间。

（3）处理措施：①评估手指皮肤情况，选择合适部位。②评估患者的凝血功能，功能障碍者延长按压手指时间。③采用合理的采血方法，避免用力挤血和按摩。

3. 疼痛

（1）临床表现：采血部位疼痛、刺痛。

（2）预防措施：①采血前告知患者并进行心理护理，消除紧张心理，取得患者配合。

②采血在皮肤消毒剂干燥后进行。③将采血针紧靠手指侧面采血，切勿在指尖或指腹采血。④调节好采血针头刺入的深度。

（3）处理措施：①评估疼痛，合理运用缓解疼痛或解除疼痛的方法。②适当应用心理护理的方法，如分散注意。

本节练习题

【单选题】

1. 何种结果提示血糖监测结果不准确（　　）

A. 血糖的实际值与检测值误差超过 ±10%

B. 血糖的实际值与检测值误差超过 ±20%

C. 血糖的实际值与检测值误差超过 ±30%

2. 末梢血属于（　　）

A. 血浆

B. 血清

C. 全血

D. 静脉血

E. 动脉血

3. 血糖试纸开启后，多长时间不能使用（　　）

A. 1个月

B. 2个月

C. 3个月

D. 半年

E. 没具体规定

4. 正常人空腹时血糖正常值是（　　）

A. 4.5～5.5mmol/L

B. 4.5～6.1mmol/L

C. 3.9～6.1mmol/L

D. 4.4～7.8mmol/L

E. 3.8～7.0mmol/L

5. 血糖监测的目的是（　　）

A. 观察是否达标

B. 防止并发症的发生

C. 为治疗提供信息

D. 了解血糖的动态变化

E. 停止用药的依据

6. 采血时，用无菌棉签弃掉第一滴血（　　）

A. 正确

B. 错误

7. 针刺采血监测血糖时，患者末梢循环不良时可以挤压（　　）

A. 正确

B. 错误

【多选题】

8. 血糖监测试纸选用原则（　　）

A. 选用与自己血糖仪相匹配的血糖试纸

B. 注意试纸的有效期

C. 不要用手触摸试纸两端，不要让试纸受湿

D. 规范操作流程

9. 血糖监测时以下说法正确的是（　　）

A. 手指消毒时使用碘酒

B. 任何血糖试纸都适用于同一个血糖仪

C. 采血针可以重复使用

D. 手指消毒时使用酒精

E. 过期试纸条不能使用

10. 血糖监测技术的并发症有（　　）

A. 监测结果不准确

B. 感染

C. 出血

D. 疼痛

第二节　床边动脉血气检验

一、目的

1. 判断呼吸功能，监测组织氧合状态。

2. 了解患者体内酸碱平衡状态。

3. 监测电解质。

二、适应证

1. 各种疾病、创伤或外科手术后发生呼吸衰竭者。

2. 心肺复苏患者。

3. 急、慢性呼吸衰竭及进行机械通气者。

三、禁忌证

无绝对禁忌证。有出血倾向的患者，谨慎应用。

四、操作前准备

1. 患者准备　患者理解并配合，平卧或静坐5～10分钟，躁动患者适当镇静。
2. 穿刺部位　首选桡动脉。皮肤完整、清洁，侧支循环好（Allen试验正常）。
3. 操作者准备　衣帽整洁，洗手，戴口罩。
4. 用物准备　治疗车、治疗盘（内放置弯盘、专用动脉采血针、安尔碘消毒液、棉签、纱布、胶布、采血条形码）、医用手套、一次性治疗巾、小垫枕、手消毒液，以上物品均在有效期内。
5. 环境准备　环境安静、整洁，光线明亮，适合本次操作。

五、操作步骤

1. 核对医嘱及化验单，明确注意事项。
2. 患者核对　至床边核对患者信息及采血信息，解释采血目的、配合方法，取得患者配合。
3. 选择体位　患者取平卧位。
4. 穿刺肢体放置　患者穿刺肢体置于小垫枕上，垫枕上铺一次性治疗巾，上肢伸直略外展，腕部背屈30°。
5. 确定穿刺部位　充分暴露穿刺部位，一般距腕横纹1～2cm，距手臂外侧0.5～1cm处，以桡动脉搏动最明显处为穿刺点。
6. 准备采血针　拆除动脉采血针包装，安全针座帽开口朝上，放置备用。
7. 预设针栓位置　将采血针针栓先推至底部，再拉至预设部位1.6ml，放置于无菌巾上。
8. 消毒皮肤　对穿刺点及周围皮肤消毒，以穿刺点为中心，消毒直径至少5cm。
9. 洗手，戴无菌手套，取棉签备用，必要时消毒穿刺者左手示指和中指。
10. 采集动脉血　用戴无菌手套的手固定桡动脉，穿刺针斜面向上直接逆动脉血流方向进行穿刺，逐渐进针直到看见鲜血进入针芯后停止进针，利用动脉压力，血将自动充盈注射器至预设位置。如果未见回血，可退出穿刺针至皮下，勿完全拔出，根据动脉搏动位置重新调整穿刺方向，直至见血流入针芯。
11. 按压穿刺点　采血完毕，拔出穿刺针，用干棉签或纱布按压穿刺点5分钟以上至不再出血为宜。
12. 处理血标本　立即将血气针尖插入橡皮塞隔离空气，分离针头并更换安全座帽，将穿刺针放在两手手掌之间匀速转动5秒，上下颠倒混匀5次。
13. 标本送检　再次核对患者信息与标本信息，并注明吸氧浓度、体温、血标本采集时间。
14. 安置患者于舒适体位，观察穿刺部位有无出血、肿胀、疼痛等，出现异常及时处理。

15．洗手。

16．记录。

六、注意事项及并发症处理

（一）注意事项

1．采血时患者需安静。均匀呼吸，避免屏气或因疼痛而喊叫、烦躁等。吸入的气体会明显影响动脉血气分析结果。

2．要求穿刺部位皮肤健康，用安尔碘严格消毒，采用含有抗凝物质肝素钠的一次性采血管。

3．标本勿进空气，采集后轻轻旋动，与肝素充分混匀，以防凝血。

4．标本应立即送检，因为血细胞仍继续耗氧及排泄酸性产物，pH会降低。

5．采血时要测患者体温，因为温度对气体溶解度和pH均有影响，血气分析结果在37℃恒温下测得，所以pH、$PaCO_2$、PO_2应该用患者抽血时的体温来进行校正。

6．血气分析申请单一定要详细填写姓名、床号、简要病史及诊断、体温、电解质的数值、血红蛋白浓度及给氧方式等。

（二）并发症及处理

1．皮下血肿

（1）原因：反复穿刺，穿刺用力过大，按压时间及力度不够，老年人及特殊人群血管脆、弹性差。

（2）临床表现：皮肤苍白、毛孔增大，皮下肿大、边界清楚，疼痛、灼热、活动受限，严重者休克。

（3）处理：①24小时内局部冷敷。②24小时后热敷。③穿刺点愈合后用50%硫酸镁溶液湿敷。

2．动脉痉挛

（1）原因：交感神经纤维兴奋→动脉壁平滑肌收缩→血管成细条索状→血管内血液减少，甚至阻塞。

（2）处理：暂停抽血，待血流量渐进增加后，再行抽血。

3．假性动脉瘤

（1）原因：反复穿刺→动脉部分断裂→伤道小而曲折→血液不能流出→血肿与动脉管腔相通。

（2）处理：①避免在同一部位重复穿刺。②如少量出血，用无菌敷料按压。③小足背动脉瘤者，宜穿宽松鞋。④瘤大影响功能者，行手术修补。

4．筋膜间隔综合征

（1）原因：按压不正确→出血→间室内容物体积↑→组织压↑→压迫神经。

（2）处理：①同皮下血肿预防。②筋膜间室切开减张术（保守无效/筋膜间室压力＞30mmHg）。

5. 血栓形成

（1）临床表现：穿刺端肢体疼痛、无力，皮肤青紫或苍白，皮温下降，穿刺远端动脉搏动减弱或消失。

（2）处理：①避免反复穿刺。②压迫力度适中。③血栓形成，行尿激酶溶栓治疗。

6. 感染

（1）临床表现：穿刺部位皮肤红肿热痛，严重者脓肿、全身高热。

（2）处理：①评估病情、导管及穿刺点。②严格落实无菌操作。③压迫止血后用无菌纱布覆盖。④已感染者，对症处理，并根据血培养结果遵医嘱使用抗菌药物。

7. 血管迷走神经反应

（1）临床表现：晕厥。

（2）处理：立即通知医生；协助患者取平卧位，松开扣紧的衣物；为预防出现血管迷走神经反应，采血前可协助患者取平卧位并抬高下肢；儿童可坐在成人的膝上，由家长温柔地抱住，缓解患儿的紧张、抗拒情绪。

8. 留置动脉导管相关并发症

（1）临床表现：导管堵塞、导管脱落、血管痉挛、感染、局部出血、血肿或假性动脉瘤形成。

（2）处理：为减少动脉留置针对动脉造成的损伤，建议动脉导管留置时间最好不超过96小时；间断使用肝素盐水冲洗导管；应用动脉测压管时，维持肝素盐水300mmHg压力持续冲洗导管；局部有感染征象时，及时拔除导管。

本节练习题

【单选题】

1. 动脉血气分析适用范围不包括（   ）

A. 急性呼吸困难、呼吸窘迫、呼吸衰竭

B. 判断酸碱平衡紊乱

C. 机械通气

D. 肝脏功能评估

2. 动脉采血的最常选用部位为（   ）

A. 桡动脉

B. 肱动脉

C. 股动脉

D. 足背动脉

3. 进行桡动脉穿刺时，进针角度正确的是（   ）

A. 25°～35°

B. 40°～60°

C. 30°～45°

D. 45°～90°

4. 血气分析标本采集处理中，以下做法错误的是（　　）

A. 采集动脉血

B. 以肝素抗凝

C. 立即送检

D. 不需与空气隔绝

5. 采集动脉血气分析时，信息记录内容不包括（　　）

A. 住院号

B. 吸氧浓度

C. 穿刺部位

D. 体温

6. 动脉穿刺常见并发症不包括（　　）

A. 皮下血肿

B. 筋膜间隔综合征及桡神经损伤

C. 感染

D. 凝血功能障碍

7. 皮下血肿预防与处理中，叙述错误的是（　　）

A. 24小时内冷敷，24小时后热敷

B. 24小时内热敷，24小时后冷敷

C. 注意预防，掌握好穿刺技术，尽量避免反复穿刺

D. 压迫止血无效时，可以加压按压3～5分钟

【多选题】

8. 动脉采血时选取的动脉常有（　　）

A. 桡动脉

B. 股动脉

C. 肱动脉

D. 足背动脉

E. 尺动脉

9. 采集血气标本以下说法正确的是（　　）

A. 血气标本需严格隔绝空气

B. 穿刺斜面向上，与皮肤呈30°～45°进针

C. 穿刺时针头在动脉搏动最强点上与皮肤呈5°进针

D. 进针时应顺动脉血流方向刺入

E. 拔针后针尖斜面立即刺入专用凝胶针帽

10. 动脉采血需要准备的用物包括（　　）

A. 无菌的治疗盘

B. 手套

C. 橡胶塞

D. 常规消毒物品

E. 含肝素的采血注射器

第十七章

床边心电图诊断技术

床边心电图是指在患者的床边或临床环境中利用心电图机从体表记录反映心脏周期性电活动变化的曲线，是临床最常见的诊断工具之一，具有无创、快捷、操作方便、价格低廉、可重复性高等特点。

一、目的

1. 快速诊断各种心律失常、心肌病及冠状动脉供血情况。
2. 协助诊断和观察心肌梗死的特征性心电图改变和演变过程。
3. 了解某些药物作用、电解质紊乱对心肌的影响。
4. 监护危重症患者的心脏变化，监测治疗效果。
5. 监测某些内分泌疾病对心肌的影响。

二、适应证

1. 危重症患者　对于监护室患者、长时间卧床或其他高危人群，不能移动，实时床边心电图检查可以帮助医护人员及时发现心律失常、缺血等病变。避免患者频繁移动到心电图室进行检查。

2. 围手术期患者　用于患者的术前评估、术中心脏监护、术后持续监测，以确保患者的心电活动保持稳定，预防并发症的发生。

3. 心血管疾病患者

（1）对于已知或疑似存在心血管疾病的患者，是诊断心肌缺血、损伤、梗死及观察其演变的可靠方法之一。

（2）明确心脏激动起源和传导异常，是诊断心律失常的金标准。

（3）是诊断房室肥大及药物作用、电解质紊乱等的辅助检查手段。

（4）评判心脏起搏器功能。

（5）各种心血管疾病的临床监测、随访。

（6）能诊断离子通道疾病。

4. 需要密切监测的患者　对于需要密切监测心脏活动的患者，如正在接受某些药物治疗或正在进行心脏康复的患者，床边心电图监测是一种有效的手段。

三、禁忌证

床边心电图检查技术通常是一种相对安全和非侵入性的检查方法，但在一些情况下可能存在一些相对的禁忌证或注意事项。

1. 皮肤破损或感染　如果患者的皮肤在电极贴附区域有严重的烧伤、烫伤、感染或其他皮肤问题，可能会影响电极的附着性能，导致检查不准确。

2. 过敏反应　患者对电极材料可能存在过敏反应或皮肤敏感，可能导致不适或皮肤反应。

3. 电磁干扰　在一些医疗设备环境下可能存在电磁干扰，影响心电图的质量。

4. 患者不配合　患者可能由于精神状态、疼痛或其他原因而无法保持相对安静或不配合检查过程，从而影响心电图的质量。

四、操作前准备

（一）患者准备

1. 核对患者床头卡及腕带，与患者进行沟通，了解患者病情，解释床边心电图检查的目的、过程、注意事项、配合要点，以及可能的不适感。取得患者配合，并回答他们可能有的疑虑和问题。去除手机、手表、手镯等金属饰品。

2. 摆放合适体位，嘱患者在检查中躺平、四肢平放、肌肉放松，保持平静呼吸，身体不要移动。

3. 评估患者胸部皮肤是否完整，有无破损、擦伤等。如放置电极部位的皮肤有污垢，应先进行皮肤清洁；如放置电极部位的皮肤毛发过多，则应剔除局部毛发，减少电阻。

4. 患者30分钟内无剧烈活动、情绪激动、吸烟等，保持静息状态。

（二）环境准备

1. 环境安静整洁、宽敞明亮，附近无磁场影响。

2. 床旁有隔帘或屏风遮挡，保护患者隐私，床旁电源完好。

3. 室温控制在18～26℃，避免因寒冷所致的肌电干扰。

4. 检查床宽度不窄于80cm，以免体位不适、肢体紧张而引起肌电干扰。

（三）仪器准备

1. 检查心电图机电池电量是否充足，准备充足的心电图纸。无线连接的心电图机检查信号是否正常。

2. 检查心电图机导联线连接是否正确，吸球是否完整。

3. 校对时间，误差时间小于1分钟。

（四）物品准备

心电图机、电极、导联线、生理盐水、棉球、血管钳、清洁纱布、弯盘、医用垃圾桶，必要时备屏风。

（五）医务人员准备

着装整齐整洁，洗手，戴口罩，态度和蔼。

五、操作步骤

1. 携用物至床边，使用两种以上方法核对患者信息，使患者了解检查目的。

2. 患者充分休息后协助其取仰卧位，拉好隔帘，解开衣扣，暴露胸部，露出手腕及足踝，嘱患者放松肢体，保持平静呼吸。

3. 连接电源，开机，记录患者信息资料，打开滤波，调整为标准状态（走纸速度25mm/s，增益10mm/mV）。

4. 清洁局部皮肤，在患者双手腕关节上方及两侧内踝上部、胸壁用生理盐水棉球擦拭。

5. 按照顺序放置好各导联，确保吸球与皮肤紧密接触。

（1）肢体导联

右手臂（RA）——红线左手臂（LA）——黄线

右内踝（RL）——黑线左内踝（LL）——绿线

（2）胸前导联

V1：胸骨右缘第4肋间——红色

V2：胸骨左缘第4肋间——黄色

V3：V2与V4连线中点——绿色

V4：左锁骨中线与第5肋间交点处——棕色

V5：左腋前线与V4同一水平——黑色

V6：左腋中线与V4同一水平——紫色

V7：左腋后线与V4同一水平

V8：左肩胛骨线与V4同一水平

V9：左脊柱旁线与V4同一水平

V3R：V1与V4R连线中点

V4R：右锁骨中线与第5肋间交点处

V5R：右腋前线与V4R同一水平

6. 核对标准状态，待基线平稳后开始记录患者的心电图数据并上传，每个导联记录长度不应少于3个完整的心动周期，如有心律失常，将Ⅱ、V1导联长度增加。

7. 心电图记录完成后，关闭心电图机。撤除所有导联，擦拭患者皮肤，协助患者穿衣，取舒适体位，整理床单元。

8. 取下所打印的心电图，医生进行分析，识别异常波形，并与正常值进行比较。

六、注意事项及并发症处理

（一）注意事项

1. 女性乳房下垂者，电极不要放在乳房上，应托起乳房后，在乳房下缘胸壁上放置相应的电极。

2. 怀疑或有急性心肌梗死的患者首次做常规心电图检查时，必须加做V3R、V4R、V5R、V7、V8、V9，共18导联。并在胸壁各导联部位用有色笔或龙胆紫等作标记于皮肤上，使电极定位准确以便以后动态比较。

3. 婴幼儿心电图检查时应取仰卧位，保持安静，婴幼儿哭闹不合作时，应提前给予镇静剂，使其安静，再进行检查。婴幼儿胸部导联应选择大小合适的电极，不使用电极吸盘，以免对胸部造成损伤。

4. 当导联之间的心电图重叠影响分析时，可调整导联的间距，避免导联之间出现波形重叠。

5. 患者一般取平卧位，不能平躺者，需标注检查体位。

6. 如果Ⅲ导联和/或aVF导联的Q波较深时，应让患者深吸气后屏气，重复描记这些导联的心电图。如Q波明显变浅或消失，可以考虑Q波系横膈抬高所致。反之，若Q波仍较深而宽，则不能排除下壁心肌梗死。

7. 怀疑右位心患者，需将左右手反接，同时胸前加做V3R-V6R导联，观察右位心心电图表现。

8. 在记录心电图期间，确保患者保持静止，避免剧烈运动或说话。

9. 检查设备故障　如果检查设备出现故障，及时暂停，检查设备并修复故障。如果无法解决，考虑更换设备。电极可能在检查过程中脱落或移位，导致心电图信号不清晰。确保在放置电极时，皮肤干净并且电极贴附牢固。如果电极移位，立即纠正位置或更换电极，以确保信号的准确性。

10. 信号干扰　电源干扰、设备故障或外部电磁场可能导致心电图信号干扰。将床边心电图设备远离相关干扰。确保设备和导联线没有明显的损伤。必要时使用抗干扰功能较好的设备。

（二）并发症及处理

1. 皮肤反应　有些患者可能对电极或导电胶产生过敏反应。在使用前，了解患者的过敏史，如有必要，可以尝试使用敏感性更低的材料。

2. 肌肉颤抖　在心电图检查过程中，部分患者可能会出现肌肉颤抖的情况，这可能是由紧张或寒冷引起的。医生可以安慰患者，让其放松心情，同时注意保暖。如果症状持续加重，应立即停止检查。

本章练习题

【单选题】

1. 下列哪项是右心室导联组（　　）

A. Ⅰ、Ⅱ、Ⅲ

B. aVL、aVF

C. aVR、V1

D. V5、V6

E. V3R、V4R、V5R

2. 下列P波的阐述，下列哪一项不正确（　　）

A. P波圆钝型

B. 正常P波方向在Ⅰ、Ⅱ、V4～V6、aVR导联均为直立

C. 正常P波电压肢体导联＜0.25mV

D. P波时间＜0.11s

E. P波是心房极波

3. 关于床边心电图说法错误的是（　　）

A. 如有心律失常，将V3、V4导联长度增加

B. 患者一般取平卧位，不能平躺者需标注检查体位

C. 怀疑右位心患者，需将左右手反接，同时胸前加做V3R-V6R导联，观察右位心心电图表现

D. 避免佩戴手表等金属饰品

E. 如出现肌肉颤抖，可能是由紧张或寒冷引起

4. 广泛前壁急性心肌梗死的定位，主要在哪组导联出现坏死性Q波（   ）

A. Ⅱ、Ⅲ、aVF

B. aVR、V1

C. V1 ～ V3

D. V1 ～ V6、Ⅰ、aVL

E. Ⅰ、aVL

5. 下列哪一项不是窦性心律的心电图特征（   ）

A. P波在Ⅰ、Ⅱ、aVF直立，aVR导联倒置

B. P-R间期＞0.12s

C. 频率在60 ～ 100次/分

D. P波在Ⅱ、Ⅲ、aVR直立，aVF导联倒置

E. 在同导联中P-P间距之差＜0.12s

6. 心电图检查前，患者应避免（   ）

A. 剧烈运动

B. 饮食过饱

C. 饮用刺激性饮料

D. 佩戴金属首饰

E. 以上都是

7. 床边心电图设备通常具备的特点是（   ）

A. 复杂、高技术含量

B. 高度依赖外部电源

C. 轻便、便携

D. 适用于动态、静态环境

E. 属于有创检查

【多选题】

8. 床边心电图检查注意事项主要包括（   ）

A. 注意患者的隐私，与患者保持沟通，解释检查过程，获取患者的合作

B. 正确安放电极，在安放电极之前，确保患者的皮肤干净，以避免影响导联的质量

C. 在使用心电图监测设备前，确保设备正常运行

D. 避免在可能受到电磁干扰的环境中执行心电图检查，以确保信号的清晰和准确

E. 检查电极、导联线和连接器，确保电极与皮肤紧密接触，防止因设备问题导致监测不准确

9. 床边心电图检查中的信号干扰可能来自（　　）

A. 电极未接触患者皮肤或松动、移位、脱落

B. 未连接导联线或导联线头未插紧、导联脱落

C. 电源干扰、设备故障或外部电磁场

D. 地球磁场

E. 皮肤干燥

10. 心房颤动的心电图表现是（　　）

A. P波消失，出现F波

B. F波形态一致，节律规则，频率250～350次/分

C. P波消失，出现f波

D. f波大小不等，形态不一，频率350～600次/分

E. QRS波一般不增宽，形态正常

第十八章

床边超声诊疗技术

第一节　床边肺超声诊疗技术

一、目的

急诊医生和重症监护医生经常评估严重呼吸困难的危重症患者。快速识别呼吸困难患者的病因对确保合适干预治疗至关重要。床旁超声已经作为评估创伤和非创伤呼吸困难患者的一种非常重要的工具。许多最常见的病理状态导致严重呼吸短促（肺水肿、胸腔积液、气胸、肺炎）存在不同的超声征象，能够快速准确地进行床边识别。

二、适应证

1. 评估由气胸、胸腔积液、肺水肿、急性呼吸窘迫综合征和肺泡实变（肺不张、肺炎、误吸）导致的呼吸衰竭和功能不全。

2. 监测肺水肿和气胸等疾病的进展。

3. 指导胸腔积液或气胸的治疗。

4. 指导对复杂胸腔积液、血胸、气胸和其他胸膜疾病的胸腔置管。

三、禁忌证

无。

四、操作前准备

1. 准备超声仪器及凝胶，凸阵或相控阵列探头，以充分评估肺脏（使用腹部预设）。

2. 超声仪器位置　将超声仪器放置在容易操作且视野充分的地方。

3. 合适的患者体位有助于优化和加快检查。重症患者仰卧，其他患者身体挺直，手臂放在头顶上或远离胸部，以免妨碍探头移动。将患者挪到床边，暴露适当的区域，包括前胸和侧胸壁。

4. 打开超声仪器，输入患者数据，并选择适当的探头，深度和增益应作相应调整。

五、操作步骤

1. *超声定位点*　检查者双手（除去拇指）置于胸壁，左手上缘毗邻锁骨，右手下缘对应膈肌线，即双手覆盖区域相当于单侧肺区。上蓝点为左手第3、4掌指关节处；下蓝点为右手掌中心；后侧壁肺泡胸膜综合征点（PLAPS点）为下蓝点垂直向后与同侧腋后线的相交点。

2. *探头位置*　探头应该垂直于肋骨（纵向定位），超声标记指向头侧。应该在显示器中把最浅的结构放在顶部，更深的结构放在底部。然后，可以移动探头位置，以评估另外3～4个区域。

3. *确定"蝙蝠征"*　最初观察到的应是肺窗两侧的肋骨阴影，即"蝙蝠征"，可看到壁层和脏层胸膜随着呼吸相对滑动的回声线（约在肋骨阴影下0.5cm）和其他的发现，如"A"线和"B"线，以及异常的肺组织。

4. 识别"A线" A线表示空气，这是在胸膜线深处出现的连续多条与其平行的强回声线。这种伪影代表胸膜的混响，可以在充气的肺中发现，这些肺可以是正常的或不正常的。第一条真正的A线标识为"A1"，等距于从胸壁到胸膜线。可以看到许多其他平行线，被标注为"A"线，其后的等距A线依次标识为"A2""A3"等。

5. 识别"B线" B线出现在充气良好的肺部，超声影像显示从胸膜到肺部深处的垂直回声线（射线、手电筒征、肺火箭征）。它们是小叶间隔增厚或被气体包围的肺泡液。真正的B线起于胸膜线，一直延伸到肺野远端。当在患者胸腔看到多条B线时，因为许多射线从胸膜射出，将之称为"肺火箭征"或"手电筒征"。尽管大部分时间B线代表肺水肿，但也可以在其他情况下出现，如误吸、肺纤维化、急性呼吸窘迫综合征和肺炎。

6. 识别肺滑动 肺滑动表示正常肺的壁层-脏层界面的运动。患者呼吸导致壁层胸膜与脏层胸膜有节奏地相对运动，表现为高回声线的运动。M型超声可以通过静止图像显示一段时间内的运动变化。肺点是指缺乏运动的区域，与肺滑动区域相邻，对气胸有高度特异性。如果怀疑气胸，可以通过肺点和胸壁的侧壁运动来量化评估。发现无肺滑动的肋间隙越多，气胸量越大。肺滑动可以用M型超声评估，它可以帮助确定一个正常的壁层-脏层胸膜交界面：一个正常的胸膜界面显示为多个高回声线（被称为"海岸"），接下来是沙状图案，即肺组织，这种模式被称为"海岸征"。气胸时，空气破坏壁层脏层界面，为固定的水平重复回声线，类似于一个条码，被称为"平流征"。除气胸外，下列情况下肺滑动征也可能消失：呼吸暂停、右或左支气管插管、肺萎陷、肺炎和肺纤维化。

7. 识别肺搏动 这是心脏活动引起的胸膜线的闪烁。其在最靠近心脏的胸部左侧最明显，也有助于排除气胸。

8. 向后移动 将超声探头移向侧后方的PLAPS点。该传感器可指向仰卧患者的身体中心，在肺部区域可见胸腔积液和实变。

9. 向足侧移动 标记仍然指向头侧，沿腋后线向外移动2～3个肋间隙。鉴别胸膜疾病和其他病需要多个视图，并有助于评估疾病的程度。这也可以识别肺的边界，如膈。识别横膈对确定积液的位置非常重要。

10. 识别膈肌和肝和/或脾 沿着腋后线或后胸壁，将探头向尾部移动以确定膈肌。这是一个回声曲线结构，肝脏或脾脏位于膈下，并且具有典型的与肺不同的回声。很多仰卧的危重患者膈肌很高。大量的水肿和肥胖也可能降低这个位置的图像质量。要始终确认横膈。千万不要将肝脏或脾脏周围的低回声误认为是胸腔积液。另外，在某些疾病中肺组织可与肝组织类似，称为"肝脏化"的肺密集性强化。适当的探头定位可以清晰地识别横膈、膈下结构和肺。将肝肾或脾肾隐窝与横膈混淆是新手常犯的错误。识别横膈在技术上可能很困难，需要根据患者的体位、体型和临床情况而定。先从膈膜下开始，首先确定肝肾隐窝（肝脏和肾脏观察界面），然后向头侧移动，直到见到肺和膈肌。

11. 鉴别胸腔积液 确认胸腔积液的存在需要确定胸膜和肺之间的无声区。这可以看作肺的起伏运动，通常是由心脏和呼吸运动造成的。肺可以自由漂浮在积液中，称为"水母征"。漂浮物也可以证实积液，称为"浮游生物征"。确定胸腔积液距离胸壁深度也很重要，用以确定胸腔穿刺或胸腔插管时针头插入的最佳位置和深度。具有挑战性的是找到一个安全的进针路径。使用超声引导的关键在于针头角度必须与探头的角度重叠。扫描和进针之间的时间必须尽量缩短，但不需要实时引导。在肥胖或水肿的患者中，探头放置时的皮肤凹陷可能导致低估入针的深度，必须加以考虑。胸腔穿刺的安全距离是距内脏壁10mm。穿刺时抽吸不畅可能是由于局部阻挡针头、针头堵塞、患者变动位置及角度选择不佳。

12. 确定实变　按压肺出现肺泡实变征（组织样征）。肺泡实变通常缺乏空气，表现为组织密度，这可以是肺不张、肺炎、误吸或其他肺部病变。典型的肺"肝脏化"图像类似肝组织。高回声病灶代表空气支气管征，这可能提示肺炎。

13. 正弦征　当发现大量胸腔积液时，M超应放置在可见肺的中央。正弦征进一步提示胸腔积液的存在。如果没有正弦征，则表示肺的运动可能"受限"。

14. 评估和临床决策　双侧肺的超声检查有助于临床决策，特别是对不明原因的呼吸衰竭。已有流程用于指导呼吸衰竭患者的检查。BLUE流程根据患者两肺的一系列超声表现（如A线、B线、肺滑动）来评估患者，并将其转换为算法。操作者可以用BLUE流程诊断胸腔积液、肺水肿、肺炎、气胸、慢性阻塞性肺疾病或哮喘，其敏感性和特异性令人满意。

六、注意事项及并发症处理

肺超声检查一般不需要无菌，但需要遵循医院感染防控要求。

第二节　创伤超声重点评估技术

一、目的

实施快速床边超声探查创伤患者腹腔、心包、胸腔内有无游离液体，以判断有无脏器破裂出血。创伤超声重点评估（focused assessment with sonography for trauma，FAST）很容易在床旁重复进行，有助于减少危重患者转运并提高临床医生对创伤患者进行系列再次评估的能力和效果。

二、适应证

评估创伤患者有无存在病理性心包、胸腔或腹腔内游离液体。

三、禁忌证

无。

四、操作前准备

1. 准备超声仪器及凝胶，凸阵探头（3～5MHz）。
2. 超声仪器位置。将超声仪器放置在容易操作且视野充分的地方。
3. 合适的患者体位有助于优化和加快检查。患者仰卧位，手臂放在头顶上或远离胸腹部，以免妨碍探头移动。将患者挪到床边，暴露适当的区域。

4. 打开超声仪器，输入患者数据，并选择适当的探头，深度和增益应作相应调整。

五、操作步骤

1. 多数研究推荐FAST标准的探查顺序 心包腔→右侧腰（肝肾视图或"Morison窝"）→左侧腰（脾周视图）→盆腔（膀胱后视图）→胸腔（血胸）。

2. 心包FAST 在创伤患者中优先推荐肋下视图，将相控阵列探头横向，探头标记点（Mark点）指向右侧，探头表面朝向左肩，探头主体几乎平行置于腹部，可观察到心包和所有四个心腔。

3. 腹部FAST 探头置于右侧腰扫查，可观察胸膜腔、膈下、Morison窝、右肾及肾周。将探头置于锁骨中线和腋后线之间第10肋或第11肋间隙或肋下区域，探头标记点朝向患者头部，检查前深吸气使肝脏的边缘下移，检查时将探头从前腹部向后腹部扇形扫描整个区域。将探头上下移动一个或数个肋间隙可扫描胸腔下部、膈肌和肝脏下部。左侧腰视窗扫描可显示胸膜腔、膈下、脾周和左肾。首先将探头置于腋后线或腋后线之后第8肋或第9肋间隙，探头指示器指向患者头部，从前腹部向后腹部扇形扫描检查整个区域。盆腔视图将探头置于紧邻耻骨联合上方的矢状位，探头标记点通常指向头部，移动探头扫描整个膀胱，男性探查膀胱后方是否存在液体聚集，女性探查子宫后方是否存在液体聚集；之后旋转探头检查盆腔腹膜。

六、注意事项及并发症处理

FAST可由经过培训的院前急救医生、院内急诊医生或专业超声医生实施，强调时效性和床旁实施，避免患者的转运。一般不需要无菌，但需要遵循医院感染防控要求。

本章练习题

【单选题】

1. 下列哪个是肺部超声的正常征象（ ）
A. A线
B. B线
C. 肺点
D. "平流征"

2. 下列哪个是肺部超声的异常征象（ ）
A. A线
B. B线
C. 肺滑动征
D. "海岸征"

3. 肺超声检查时，探头放置方向（　　）

A. 平行肋骨

B. 垂直肋骨

C. 能最清晰显示胸膜线点的方向

D. 无特殊要求

4. "蝙蝠征"提示肺部征象为（　　）

A. 气胸

B. 肺炎

C. 胸腔积液

D. 肋骨阴影

5. B线不可能出现于（　　）

A. 肺水肿

B. 肺纤维化

C. 肺炎

D. 慢性阻塞性肺疾病

6. 不能提示气胸的超声征象是（　　）

A. 肺点

B. 无肺滑动征

C. 平流征

D. 海岸征

7. 不能提示胸腔积液的超声征象是（　　）

A. 水母征

B. 浮游生物征

C. 正弦征

D. 组织样征

【多选题】

8. 提示肺水肿可能的超声征象是（　　）

A. 孤立B线

B. B7线

C. B3线

D. 弥漫B线

9. 安全进行胸腔穿刺的注意事项有（　　）

A. 针尖距离内脏壁10mm以上

B. 穿刺前超声定位

C. 穿刺针延长线路径上应避开膈肌及腹部器官

D. 超声定位后尽量避免体位变动

10. FAST探查的部位有（ ）

A. 心包腔

B. 腹腔

C. 盆腔

D. 胸腔

第十九章

床边支气管镜
诊疗技术

一、目的

1. 明确重症肺炎的病原学。

2. 下呼吸道疾病的内镜治疗（气道阻塞，黏痰或痰栓的清除等）。

3. 危重症患者支气管–肺疾病的诊断及鉴别诊断。

4. 明确支气管–肺部疾病的病因、发病机制等需要获取标本者。

二、适应证

1. 对于任何原因引起的单侧肺、肺叶或肺段不张的患者。

2. 不能明确诊断、进展迅速、抗菌药物效果欠佳、病变持续存在或吸收缓慢的或伴有免疫功能受损的患者，行支气管镜检查术，并采样行相关病原学检查及某些病原标志物检测，有助于临床的正确诊断或病原学诊断。

3. 临床症状及影像学表现怀疑各种气管损伤、支气管瘘，如创伤性支气管断裂、气管食管瘘等，以确定其病因、部位、大小及类型。

4. 经皮穿刺气管切开操作时作引导。

三、禁忌证

危重患者接受支气管镜下肺泡灌洗无绝对禁忌证。相对禁忌证如下，并建议有经验的医生进行操作。

1. 严重的低氧血症　鼻导管吸氧、面罩吸氧、经鼻高流量氧疗（high flow nasal therapy，HFNT）及无创呼吸机的患者FiO_2为$0.9 \sim 1.0$不能维持脉搏氧饱和度$>90\%$；经气管插管机械通气患者$PEEP>15cmH_2O$；气道峰压$>35cmH_2O$或PaO_2/FiO_2比值$<80mmHg$，气管插管内径过小（$<7mm$）。

2. 心血管病急重症　4周内急性冠脉综合征、恶性心律失常、急性心力衰竭、血流动力学不稳定。以上情况原则上应推迟支气管镜操作。

3. 凝血功能紊乱　血小板计数$<20\times10^9/L$或国际标准化比值>3，PT或APTT>1.5倍正常值。以上情况建议输注血小板或血浆后行支气管镜操作。

4. 颅内压$>20mmHg$、癫痫、颈椎不稳、气道痉挛、上腔静脉阻塞综合征、主动脉瘤等，应选择深度镇静或全身麻醉下操作。

5. 近期大咯血者若未行支气管动脉栓塞，有再次大咯血风险者。

四、操作前准备

（一）物品准备

1. 常规物品　无菌隔离衣、无菌手套、无菌治疗巾，无菌石蜡油、灭菌注射用水500ml，注射用盐酸丁卡因50mg、2%盐酸利多卡因或2%盐酸利多卡因凝胶、雾化器、麻醉喷壶、常用镇静药物（如右美托咪定、丙泊酚等），生理盐水100ml、0.12%氯己定、10ml及20ml注射器、负压吸引器、一次性无菌集痰器、一次性使用牙垫、一次性口腔护理包等。

2. 抢救物品　监护室急救物品车（配备常规抢救用药物、器械等）。

（二）患者准备

1. 基础准备　符合适应证的患者由患者本人或授权家属签署知情同意书，有相对禁忌证者根据病情酌情进行预处理；镇静患者需建立中心静脉通路。

2. 消化道准备　自主进食者需术前4～6小时禁食，留置鼻胃管者术前4小时停鼻饲（紧急情况下可经鼻胃管回抽排空胃内容物），留置空肠营养管者术前0.5小时停鼻饲，深镇静（RASS评分＜−3分）者术前8小时禁食，术前2小时禁水；如存在胃排空障碍或胃潴留，适当延长禁食水时间。

（三）操作前呼吸支持方式的调整

1. 支气管镜检查前高浓度氧疗　为预防检查过程中出现严重低氧，在支气管镜检查期和恢复期应给予最高浓度氧气15分钟。

2. 低氧血症高危风险患者建议在现有呼吸支持条件下检查　未进行有创正压通气的严重低氧血症或行支气管镜检查前持续无创机械通气的患者，可在检查时给予HFNT或使用带有支气管镜插入口的口鼻面罩/全面罩进行无创正压通气（non-invasive positive pressure ventilation，NPPV），保证氧气供给。

3. HFNT　初始参数设置，流速≥60L/min，给予最高浓度氧，并根据具体情况进行调节，维持SpO_2≥90%。

4. 无创呼吸机设置　术中呼吸机模式根据临床情况选择，参数设置：FiO_2 0.5～1.0，呼气末正压（呼气压力，EPAP）5cmH$_2$O，吸气末正压（吸气压力，IPAP）不超过30cmH$_2$O，呼气潮气量为8～10ml/kg，维持SpO_2≥90%。

5. 有创呼吸机设置　进行支气管镜检查时，需调整FiO_2为1.0，PEEP为0～2cmH$_2$O（急性呼吸窘迫综合征患者可适当增加），支持压/控制压可进行适当调整以保证通气量，深镇静时调整为控制通气模式。检查结束后，应调回原有参数设置，急性呼吸窘迫综合征患者可通过呼吸力学监测重新进行PEEP滴定，以减少肺泡塌陷。

6. 支气管镜外径选择　有人工气道患者应根据患者气管/支气管病变情况、气管导管内径、气道支持装置（气管或喉罩）的通道内径仔细选择支气管镜的外径。

五、操作步骤

1. 患者取合适体位　HFNT及普通氧疗者选取仰卧位，无创、有创正压通气者选取30°～45°半卧位，误吸风险高者选取至少30°半卧位。如有活动义齿，于检查前取下。

2. 麻醉前预处理

（1）无人工气道：口鼻腔护理，推荐使用0.12%氯己定溶液（或无菌生理盐水）。

（2）有人工气道：①检查气囊，维持气囊压在25～30cmH$_2$O。②先吸除气管导管内分泌物，再清除口鼻腔分泌物。③口鼻腔护理，推荐使用0.12%氯己定溶液。

3. 麻醉、镇静镇痛

（1）HFNT及普通氧疗：雾化＋局部麻醉。①雾化：将2%的盐酸利多卡因5ml加入雾化面罩中雾化。②局部麻醉：首选盐酸利多卡因联合盐酸丁卡因，ICU中常用喷雾联合经鼻滴注法。喷雾法：7.5ml生理盐水配50mg注射用盐酸丁卡因加入喉头喷雾器内，行分段黏膜表面喷雾麻醉，先咽部后鼻腔，间隔4～5分钟，重复3次。经鼻滴注法：麻醉起效后，经鼻腔滴入2%盐酸利多卡因（3～5ml，可分次），借助患者深吸气将药物吸入气管达到麻醉的效果。

（2）无创正压通气：雾化＋镇痛镇静＋局部麻醉。①雾化：将2%的盐酸利多卡因5ml加入T管雾化器中雾化。②局部麻醉：同HFNT及普通氧疗。③镇静镇痛：无人工气道患者行支气管镜检查时，应用镇静药物需进行评估（RASS评分在-3～0分，警惕镇痛镇静药物对呼吸、循环的抑制作用。镇静药物推荐短效类镇静剂（如右美托咪定、丙泊酚），呛咳明显可以联合应用阿片类药物（如舒芬太尼、瑞芬太尼），以提高患者舒适度。

（3）有创正压通气（气管插管/气管切开）：雾化＋镇静镇痛。①雾化：同无创正压通气的雾化，注意雾化器应连接在呼吸机管路的吸气端，也可使用呼吸机雾化功能进行雾化。②镇静镇痛：在保证患者血流动力学稳定的情况下，首先给予镇痛，药效达到最大后镇静，以避免镇静过量并提高患者耐受度；必要时可联合肌肉松弛药。

4. 支气管镜进入气管　分为经鼻、口或人工气道进入。

（1）经鼻：润滑液擦拭支气管镜插入部分（推荐使用利多卡因凝胶），选择合适鼻道插入，使镜体保持中位，鼻甲肥大者先滴入麻黄素或改经口进入，避免损伤鼻黏膜。进入鼻腔后避免负压吸引，当镜前端至声门时给予注入2%盐酸利多卡因1～2ml局部表面麻醉。当支气管镜前端至隆突上，给予2%盐酸利多卡因1～2ml气道局部麻醉，到达目标肺段后，注入2%盐酸利多卡因1～2ml局部麻醉后，对目标肺段进行操作。

（2）经口：经口操作前带咬嘴或牙垫（有活动义齿应取出），避免损坏支气管镜。必要时轻度镇静，进入后操作同前。

（3）经人工气道：经气管插管内进入，建议支气管镜外径与气管插管内径有至少1.5mm差值，支气管镜插入部分充分润滑。患者给予镇静处理，必要时加用肌松药物，经气切套管时，支气管镜经气切套管进入，后续操作同前。

5. 支气管镜进入支气管

（1）对于初次检查或病情稳定者，先对各主要叶段支气管进行快速检查，再进入目标肺段进行吸痰操作；也可通过胸部影像学检查确定病变部位，直接进镜至目标肺段进行吸痰操作。

（2）负压吸引：负压管连接至吸引端，进镜过程中及到目标肺段后，立即给予适当负压25～100mmHg吸引，可采用点吸法吸引，减少支气管管腔塌陷，吸引的同时缓慢退镜，可避免支气管管腔塌陷触碰镜头导致黏膜出血及视野不清。

6. 对病变部位灌洗

（1）部位选择：通过胸部影像学检查确定病变部位，选择病变最显著部位或进展最迅速部位进行灌洗。①局限性病变：选择病变部位，新出现或逐渐进展的浸润性病灶。②弥漫性病变：选择非下垂部位，推荐最佳部位为右肺中叶或左肺上叶舌段，支气管肺泡灌洗液（bronchoalveolar lavage fluid，BALF）可获得最佳回收率。

（2）灌洗液选择：支气管镜顶端嵌顿于目标肺段或亚段支气管开口位置进行肺泡灌洗，常用的灌洗液选择生理盐水，操作前加热至37℃（也可使用室温无菌生理盐水），用注射器经支气管镜操作孔分次快速注入，每次注入20～50ml，常规灌洗3～5次，总量控制在60～120ml。

（3）负压吸引：负压管连接回收容器，进入灌洗部位前避免负压吸引，负压管连接回收容器，生理盐水注入目标肺段后，立即给予适当负压25～100mmHg吸引回收BALF，可采用点吸法吸引，减少支气管管腔塌陷，增加回收量，总回收率应＞30%，灌洗时间控制在5分钟以内为宜。

（4）BALF收集：为避免灌洗液细胞黏附造成损失，建议选用有机硅涂层玻璃或聚丙烯容器收集。第1管BALF可能混有非病变处病原菌，影响检测结果，建议单独处理作为临床参考依据，第2管送检病原微生物，第3管送检细胞计数及分类，其余根据临床需要进行送检。

7. 检查完毕，退出支气管镜，告知患者术后注意事项，整理物品。

六、注意事项及并发症处理

（一）注意事项

1. 对于初次检查或病情稳定者，先对各主要叶段支气管进行快速检查，再进入目标肺段进行灌洗操作；而病变位置明确或病情危重者，直接进入目标肺段进行灌洗。尽量减少在未到达目标肺段前进行吸引，避免非病变部位的气道分泌物造成污染。

2. 支气管镜进入目标肺段灌洗时嵌顿要适度，若嵌顿不佳，可造成灌洗液外溢至其他部位，BALF回收量减少；若嵌顿过度，可造成气道黏膜损伤及负压回收时气管塌陷不能顺利回收，影响回收率。

3. 操作过程严密监测患者生命体征、SpO_2、呼吸机参数指标；动作轻柔，充分麻醉，避免剧烈咳嗽或负压过大损伤支气管引起黏膜出血，导致BALF红细胞过多，对检测结果产生影响。负压吸引保持在100mmHg以下，并避免出现明显的气道塌陷。

4. 检查结束后，浅镇静（RASS评分≥-3分）2小时、深镇静6小时内患者禁食、水或鼻饲，保持至少30°半卧位2小时以降低误吸风险；应在检查过程中及结束后继续适当镇静，避免患者剧烈咳嗽，以降低上气道水肿或黏膜出血风险。

（二）并发症处理

支气管肺泡灌洗并发症分为术中并发症和术后并发症，术中并发症主要包括低氧血症、出血、气道痉挛、喉头水肿、心脏及血流动力学并发症等，术后并发症常见为发热。

1. 低氧血症

（1）面罩吸氧和高流量氧疗患者：SpO_2＜90%时，保证FiO_2为1.0，上调流速，以维持SpO_2＞90%，30秒后仍未达到目标血氧饱和度者应退镜中止操作，待SpO_2上升至90%或更换为无创正压通气条件下再行操作。

（2）NPPV患者：SpO_2＜90%时FiO_2上调至1.0、EPAP上调2～4cmH$_2$O；若SpO_2＜80%超过1分钟，退镜中止操作。SpO_2持续＜85%，需气管插管机械通气。

（3）有创机械通气患者：SpO_2＜90%时，保证FiO_2为1.0，增加PEEP；SpO_2＜80%超过1分钟，退镜中止操作，但非绝对禁忌证。

2. 出血

（1）无人工气道患者：①少量出血（＜30ml）。减小回抽负压（＜100mmHg，以调整到在吸引时管腔不塌陷为宜），并调整支气管镜位置至管腔中央，减少黏膜损伤，出血多可自行停止；仍有出血可经支气管镜注入肾上腺素（浓度1：10 000或1：20 000，总剂量不超过0.6mg）。②中等量出血（30～100ml）。经支气管镜局部注入4℃冰盐水（50ml/次）＋肾上腺素，必要时局部注入凝血酶（1000U/ml，5～10ml）。③大量出血（＞100ml）。头低位并出血侧卧位，经支气管镜注入冰盐水、肾上腺素或凝血酶，快速吸引，清除血凝块，垂体后叶素雾化吸入或静脉滴注。若活动性出血未能停止或出现低氧血症，立即予双腔气管插管或健侧气管插管单侧肺通气。必要时给予球囊填塞止血、支气管动脉栓塞或外科手术治疗。

（2）有人工气道患者：①少量或中等量出血。处理同无人工气道患者。②大量出血。头低位，调整气管插管位置，行健侧肺通气。快速抽吸，清除凝血块，药物止血。出血仍未停止者球囊填塞止血、支气管肺动脉栓塞或手术治疗。

3. 支气管痉挛

（1）非有创机械通气患者：立即退镜，FiO_2调至1.0，药物救治：雾化吸入沙丁胺醇2.5mg、异丙托溴铵0.5mg、布地奈德1～2mg等药物；未缓解者静脉给予甲泼尼龙40～80mg，极重度哮喘发作患者甲泼尼龙剂量可增加至160～320mg/d。持续未缓解或SpO_2持续＜85%者需行气管插管有创正压通气。

（2）有创机械通气患者：首选P-SIMV＋PSV模式，参数：FiO_2为1.0，吸呼比≥1：3，慢呼吸频率6～12次/分，小潮气量为6～10ml/kg，PEEP为0cmH₂O，维持SpO_2为90%～95%；支气管舒张剂用法同非有创机械通气患者。气道痉挛仍未缓解者给予适当镇静、肌松药。

4. 喉痉挛及喉头水肿　非有创机械通气患者，立即退镜中止操作，雾化吸入布地奈德或复方异丙托溴铵，未缓解者静脉给予糖皮质激素。若持续加重或出现低氧血症，予气管插管机械通气。气管插管困难者紧急行环甲膜穿刺或气管切开。

5. 心血管并发症

（1）非有创机械通气患者：退镜中止操作。心律失常（常见窦性心动过速、室上性心动过速、心房颤动、心动过缓）：FiO_2上调至1.0，3分钟仍未好转者复查心电图再给予针对性处理。低血压：补液，静脉予血管活性药物维持循环。存在缺血性心脏病（如心肌梗死）基础疾病患者，适度镇静。心搏骤停（极其罕见）：给予心肺复苏，紧急气管插管，紧急呼叫专科处理。

（2）有创机械通气患者：退镜中止操作。心律失常处理同非有创机械通气患者。低血压：停用镇静剂，降低PEEP，补液，静脉给予血管活性药物。心肌缺血加重者，降低平均气道压和PEEP，应用硝酸酯类药物扩张冠状动脉。

6. 发热　常见原因为肺炎和血流感染，亦可见于吸收热。完善床旁X线胸片、血细菌真菌培养、血常规、CRP、PCT检查。如X线胸片发现灌洗部位新发炎症改变或原有感染范围扩大，提示可能有新的感染，根据BALF快速病原学检查结果调整抗感染方案。血培养阳性提示为血流感染，根据BALF病原学及血培养结果调整抗感染方案。

本章练习题

【单选题】

1. 支气管镜检查的禁忌证不包括（　　）

A. 高血压危象

B. 严重心律失常

C. 肺炎

D. 严重肺动脉高压

2. 以下哪种情况不推荐气管镜检查（　　）

A. 原因不明的突发喘鸣、喘息，尤其是固定部位闻及鼾音或哮鸣音，需排除大气道狭窄或梗阻

B. 对于原因不明的弥漫性肺实质疾病，如间质性肺炎、结节病、肺泡蛋白沉积症及职业性肺病等

C. 可疑气道狭窄的患者

D. 急性心肌梗死后4周内患者出现活动性大咯血

3. 根据《成人诊断性可弯曲支气管镜检查术应用指南》（2019年版），对于拟行支气管镜下活检的患者，下列哪项说法错误（　　）

A. 提前5～7天停用氯吡格雷

B. 提前3～5天停用替格瑞洛

C. 小剂量阿司匹林可继续使用

D. 提前1天停用华法林

4. 根据《成人诊断性可弯曲支气管镜检查术应用指南》（2019年版），经支气管镜注入利多卡因时，下列说法正确的是（　　）

A. 不必限制其用量

B. 推荐最大剂量不超过20mg/kg

C. 对于老年患者、肝功能或心功能损害的患者，使用时应适当减量

D. 推荐最大剂量不超过3mg/kg

5. 根据《成人诊断性可弯曲支气管镜检查术应用指南》（2019年版），支气管镜操作发生轻度出血，应（　　）

A. 需持续吸引，出血可自发停止

B. 需以支气管镜阻塞活检的叶段支气管，局部使用肾上腺素或冰盐水止血

C. 需放置支气管阻塞球囊或导管、外科介入，使用全身凝血剂

D. 可导致输血、窒息、插管、心肺复苏或者死亡，需进入重症监护室

6. 抢救大咯血窒息患者的最关键措施是（　　）

A. 立即使用呼吸兴奋剂

B. 立即进行人工呼吸

C. 迅速清除口腔及咽喉部积血，行气管插管，建立人工气道

D. 根据出血情况紧急配血、输血，以补充血容量，并使用垂体后叶素

7. 支气管镜消毒最常用的消毒剂是（　　）

A. 酒精

B. 碘伏

C. 戊二醛

D. 过氧化氢溶液

8. 国内渗出性胸腔积液最常见病因是（　　）

A. 肿瘤

B. 结核病

C. 肺炎

D. 结缔组织疾病

9. 毛霉菌病患者进行支气管镜检查最常见的并发症是（　　）

A. 出血

B. 气胸

C. 疼痛

D. 声音嘶哑

10. 支气管镜检查中患者突然出现惊厥最大可能是因为（　　）

A. 镇静剂过量

B. 血管空气栓塞

C. 呼吸心搏骤停

D. 利多卡因过量

第二十章

主动脉内球囊
反搏术

一、目的

主动脉内球囊反搏（intra-aortic balloon pump，IABP）是将一个球囊通过股动脉穿刺方法置入降主动脉与肾动脉之间，由主动脉球囊反搏泵驱动和控制，在心脏舒张期开始充气，在心脏舒张期末放气，从而达到增加冠状动脉灌注，降低心脏负荷目的的一种治疗方法。

二、适应证

1. 缺血性心脏病致心源性休克及严重并发症（急性二尖瓣关闭不全、室间隔穿孔等）。

2. 急性病毒性心肌炎导致心肌功能损伤。

3. 难以脱离体外循环或预计术后严重心功能低下的高危心外围手术期患者。

4. 围手术期顽固性低心排血量，药物治疗难以奏效者。

5. 终末期心脏病等待安置人工心脏辅助装置或心脏移植患者的短期心功能支持。

6. 具体血流动力学指标如下　动脉收缩压＜90mmHg，平均动脉压（mean arterial pressure，MAP）＜50mmHg，舒张压＜60mmHg，多巴胺用量＞10μg/（kg·min）并用两种升压药，血压仍呈下降趋势；肺动脉楔压（pulmonary arterial wedge pressure，PAWP）＞16mmHg，左心房压＞20mmHg，中心静脉压＞15cmH$_2$O；心脏排血指数＜2.0L/（m^2·min），尿量＜0.5ml/（kg·h），未梢循环差，手足凉；精神萎靡，组织供氧不足，动脉或静脉血氧饱和度低。

三、禁忌证

1. 主动脉病变或创伤，如主动脉瘤、主动脉夹层动脉瘤、主动脉外伤等。

2. 严重主动脉瓣关闭不全。

3. 心源性或非心源性终末期患者。

4. 不可逆性脑损伤患者。

5. 严重动脉粥样硬化病变（主动脉及周围血管）。

6. 严重的出血倾向和出血性疾病。

7. 心室颤动、心脏停搏。

四、操作前准备

（一）用物准备

1. IABP机器及机器用氦气。

2. IABP导管、穿刺包、压力传感器。

3. 肝素生理盐水（生理盐水500ml＋肝素钠12 500U）、加压袋（保持压力300mmHg）。

4. 消毒物品　碘酒、酒精。

5. 局部麻醉物品　1%利多卡因针。

6. 无菌手套、无菌洞巾及无菌单。

（二）机器准备

1. 接通主机的电源。

2. 打开氦气开关，确认氦气的工作压力符合要求。

3. 连接触发反搏的心电图电极，电极片的位置应当放到患者体表能够获得最大R波并且其他波形和伪波最小的位置。

4. 主机开机。

5. 将监测主动脉压力的传感器与主机相连接；压力传感器接三通，分别连接已加压至300mmHg的肝素生理盐水和压力延长管；压力延长管用肝素盐水冲洗后通大气，IABP机器压力调零键按压2秒压力调零。

6. 球囊导管的选择　如果条件允许，尽量选择合适长度的球囊导管。成人使用球囊导管共有4个规格：根据患者身高选择适当的导管，25ml适用于身高低于152cm的患者；34ml适用于身高152～163cm的患者；40ml适用于身高163～183cm的患者；50ml适用于身高大于183cm的患者。一般情况下临床上基本选择34ml和40ml两种规格的球囊导管，两者在选择时没有严格限制，多数情况下可以互换。

（三）患者准备

严格掌握适应证患者，向患者及其家属交代病情，做好解释工作，取得患者及家属的同意。

五、操作步骤

（一）主动脉球囊反搏操作流程

1. 从IABP导管盒内水平拉直取出IABP导管，以免损坏IABP导管。

2. 球囊导管腔连接单向阀，用60ml注射器回抽真空30ml，保留单向阀直至球囊顺利送入体内到达预定位置，准备连接延长管并开始反搏。

3. 肝素盐水冲洗中心腔，排出空气。

4. 在无菌操作下，局部麻醉后使用穿刺套件穿刺股动脉（穿刺角度＜45°），送入0.02J形导丝至主动脉弓部，血管扩张器扩张后送入鞘管。

5. 将IABP导管中心腔穿过导丝，经鞘管缓慢送至左锁骨下动脉开口远端1～2cm处（气管隆突水平），撤出导丝。

6. 采用无鞘球囊导管时，先用血管扩张器扩张血管，再用止血钳扩张皮下组织，经导丝直接送入球囊导管。

7. 经中心腔回抽血液3ml并用肝素盐水冲洗，连接已调零压力延长管，球囊导管腔连接氧气管。

8. 选择自动模式、1∶1反搏比例，启动反搏。

9. 缝合固定氦气管Y形端。

（二）IABP导管撤出步骤

1. 逐步减少反搏的辅助比例，从1∶1减少到1∶2最终到1∶3。脱离的过程要小于60分钟。如果时间延长，可以在每个小时之内采用1∶1比例辅助5分钟。如果在1∶3比例辅助下患者的血流动力学稳定，则拔出IABP导管。

2. 逐渐减少抗凝剂的应用，在拔出IABP导管前4小时停止用肝素，确认凝血活动时间（activated clotting time，ACT）＜180秒或APTT＜40秒，这样可以将出血的危险性减少到最小。

3. 可给予少量镇静药物。

4. 剪断固定缝线。

5. 关机。

6. 用注射器回抽球囊，使其完全排气。

7. 将IABP导管与外包的血管鞘一起拔出，让血液从穿刺口冲出几秒或几个心动周期，以便使血块排出，手法压迫＞30分钟。

8. 确认足背动脉搏动情况。

9. 嘱咐患者平卧12小时，以避免动脉血管并发症的发生。

六、注意事项及并发症

（一）注意事项

1. 从IABP导管盒取出导管时要水平取出，避免打折损坏导管；导管连接单向阀，通过单向阀，用60ml注射器回抽真空30ml。

2. 股动脉穿刺时要小角度穿刺（穿刺角度＜45°）。

3. 置入IABP导管时，小步推进IABP导管（＜3cm），遇阻力回撤，避免导管打折。

4. 如使用无鞘置入IABP导管，股动脉穿刺部位渗血严重，可置入止血装置。

5. 球囊顶端应位于降主动脉左锁骨下动脉处（第2～3肋骨之间），球囊尾端应位于肾动脉上。

6. 注意患者心率、心律、有创动脉压、反搏压的变化，如出现心律失常而致反搏比例不当时，应及时调整反搏比或球囊充气放气时间。

7. 静脉肝素化，每隔1小时冲洗导管中心腔，预防导管堵塞。

8. 术后患者需要达到全身肝素化，患者的部分凝血激酶时间一般被控制在正常时间的1.5～2倍；ACT 180～250秒；血小板计数同样也应当受到密切监测，一般不低于$150×10^9/L$；防止血栓形成；注意伤口出血情况及皮肤黏膜、尿液等有无出血。

9. 严格卧床休息，适当限制术肢的活动，病情允许者床头摇高不超过30°，侧卧位是不超过40°，术肢伸直，避免屈曲。

10. 如床旁置管，术后应立即拍床旁X线胸片，确保球囊位置正确，妥善固定导管；每小时观察导管外露刻度并登记1次，做好交班。

11. 注意观察IABP并发症的临床表现，如每小时尿量、24小时出入量、双侧足背动脉搏动情况。

12. 动脉穿刺口每日换药1次，用透明敷料包覆，有渗血应及时更换无菌敷料。

13. IABP治疗期间应注意观察导管内是否出现血液，反搏波形是否正常，如导管内出现血液，反搏波形消失，应立即停机并拔除IABP导管。

14．影响IABP使用的因素　反搏触发信号、患者自身因素（＞120次/分的窦性心动过速、心房颤动、心房起搏信号干扰）、严重低血压、球囊大小、球囊位置、氧气压力、导管曲折、管道密闭性。

（二）并发症

1．主动脉及股动脉夹层。

2．动脉穿孔。

3．穿刺点出血。

4．球囊破裂。

5．斑块脱落栓塞。

6．血栓形成。

7．溶血。

8．血小板减少。

9．感染。

10．下肢缺血。

本章练习题

【单选题】

1．下列IABP适应证错误的是（　　）

A．缺血性心脏病致心源性休克及严重并发症（急性二尖瓣关闭不全、室间隔穿孔等）

B．急性病毒性心肌炎导致心肌功能损伤

C．难以脱离体外循环或预计术后严重心功能低下的高危心外围手术期患者

D．围手术期顽固性低心排血量，药物治疗奏效者

E．终末期心脏病等待安置人工心脏辅助装置或心脏移植患者的短期心功能支持

2．下列IABP禁忌证错误的是（　　）

A．主动脉病变或创伤，如主动脉瘤、主动脉夹层动脉瘤、主动脉外伤等

B．严重肺动脉瓣关闭不全

C．心源性或非心源性终末期患者及心室颤动、心脏停搏

D．不可逆性脑损伤患者及严重的出血倾向和出血性疾病

E．严重动脉粥样硬化病变（主动脉及周围血管）

3．下列IABP并发症错误的是（　　）

A．主动脉及股动脉夹层、动脉穿孔及心肌梗死

B．穿刺点出血及感染

C．球囊破裂

D．斑块脱落栓塞、血栓形成及下肢缺血

E．溶血、血小板减少

4．下列IABP撤机的指征错误的是（　）

A．心脏指数＞2.5L/（min·m²），多巴胺用量＜5μg/（kg·min）

B．动脉收缩压＞13.3kPa（100mmHg）；MAP＞10.7kPa（80mmHg）；PAWP（或LAP）＜2.67kPa（20mmHg）

C．神志清楚，末梢循环良好，尿量＞1ml/（kg·h）

D．心电图无心律失常及心肌缺血表现

E．如果在1:2比例辅助下患者的血流动力学稳定是拔出IABP导管的指征

5．下列说法错误的是（　）

A．球囊顶端应位于降主动脉左锁骨下动脉处（第2～3肋骨之间），球囊尾端应位于肾动脉上

B．缺血性心脏病致急性二尖瓣关闭不全心源性休克的患者不能使用IABP

C．如果在1:3比例辅助下患者的血流动力学稳定是拔出IABP导管的指征

D．IABP是增加冠状动脉灌注，降低心脏负荷目的的一种治疗方法

E．IABP治疗期间应注意观察导管内是否出现血液，反搏波形是否正常，如导管内出现血液，反搏波形消失，应立即停机并拔出IABP导管

6．下列关于IABP说法错误的是（　）

A．心肌梗死不是IABP应用的并发症

B．心房颤动及阵发性室上性心动过速不能使用IABP

C．严重主动脉钙化主动脉狭窄伴关闭不全可以使用IABP

D．患者出现如下血流动力学指标，动脉收缩压＜90mmHg，平均动脉压＜50mmHg，舒张压＜60mmHg，多巴胺用量＞10μg/（kg·min）并用两种升压药，血压仍呈下降趋势

E．肺毛细血管楔压＞16mmHg，左心房压＞20mmHg，中心静脉压＞15cmH₂O；心脏排血指数＜2.0L/（m²·min），尿量＜0.5ml/（kg·h），末梢循环差，手足凉；精神萎靡，组织供氧不足，动脉或静脉血氧饱和度低

7．IABP导管的选择错误的是（　）

A．25ml适用于身高低于152cm的患者

B．34ml适用于身高152～163cm的患者

C．40ml适用于身高163～183cm的患者

D．50ml适用于身高大于183cm的患者

E．一般情况下临床上基本选择34ml和40ml两种规格的球囊导管，两者不能互换

【多选题】

8．下列属于IABP撤机指征的是（　）

A．心脏指数＞2.5L/（min·m²），多巴胺＜5μg/（kg·min）

B．动脉收缩压＞13.3kPa（100mmHg）；MAP＞10.7kPa（80mmHg）；PAWP＜2.67kPa（20mmHg）

C. 神志清楚，末梢循环良好，尿量＞1ml/（kg·h）

D. 心电图无心律失常及心肌缺血表现

E. 如果在1∶3比例辅助下患者的血流动力学稳定是拔出IABP导管的指征

9. **下列属于IABP并发症的是（　　）**

A. 主动脉及股动脉夹层、动脉穿孔

B. 穿刺点出血及感染

C. 球囊破裂

D. 斑块脱落栓塞、血栓形成及下肢缺血

E. 溶血、血小板减少

10. **影响IABP使用的因素是（　　）**

A. 反搏触发信号

B. 患者自身因素（＞120次/分的窦性心动过速、心房颤动、心房起搏信号干扰）

C. 严重低血压

D. 球囊大小、球囊位置、氧气压力

E. 导管曲折、管道密闭性

第二十一章

体外膜肺氧合技术

一、目的

体外膜肺氧合（extracorporeal membrane oxygenation，ECMO）主要用于对重症心肺功能衰竭患者提供体外呼吸与循环，以维持患者生命。从血管将血液引出，通过机械泵在体外循环，然后再输回循环系统中。当血液引出体外时，血红蛋白被氧合，二氧化碳被清除。氧合情况由血流量决定，二氧化碳清除通过调节流经氧合器逆流回路中的气体流量来控制。

二、适应证

无论何种原因导致发生威胁患者生命的呼吸和/或心脏功能不全时，为紧急支持患者生命均可实施ECMO辅助，从而为进一步诊治赢得宝贵时间。

（一）静脉－动脉ECMO（VA-ECMO）适应证

1. 心源性休克（如急性心肌梗死、暴发性心肌炎、顽固性恶性心律失常、心脏术后、心脏介入治疗突发事件等）。

2. 顽固性心搏骤停。

3. 急性右心衰竭（急性大面积肺栓塞、心脏移植术后并发右心功能不全、接受左心辅助装置而出现右心室衰竭时）。

4. 其他心脏手术不能脱离体外循环，心肺移植的过渡，心室辅助器安装的过渡，移植供体的前期准备，维持生命、判断病情、等待决断。

（二）静脉－静脉ECMO（VV-ECMO）适应证

1. 各种原因所致的急性可逆的呼吸衰竭患者。主要包括急性呼吸窘迫综合征、支气管哮喘、大气道阻塞、慢性阻塞性肺疾病急性加重等。

2. 在不可逆疾病（如终末期肺疾病）的情况下，作为肺移植的桥梁。

三、禁忌证

1. 绝对禁忌证

（1）严重不可逆的除心脏外的器官衰竭，影响存活（如严重缺氧性脑损伤或转移性肿瘤）。

（2）不考虑移植或长期心室辅助装置的不可逆的心脏衰竭，主动脉夹层。

2. 相对禁忌证

（1）高龄（年龄＞70岁）。

（2）严重凝血功能障碍或存在抗凝禁忌证，如严重肝损伤。

（3）心脏术后依然合并不能矫治的先天和后天疾病者。

（4）CPR时间超过30分钟者。

（5）血管条件不允许（如严重外周动脉疾病、极度肥胖、截肢等）。

四、操作前准备

1. 设备　ECMO离心泵、空氧混合器及气源、变温水箱、B超机、血气及ACT分析仪。

2. 耗材　体外循环套包及其支架、动静脉插管、扩张器、刀片、缝线、90×60贴膜、无菌纱布、血气片及ACT片等。

3. 药品　肝素4支、生理盐水1000ml、肾上腺素、多巴胺、去甲肾上腺素、鱼精蛋白。

4. 其他物品　皮管钳、静脉切开包、一次性介入包、B超保护套等（根据各医院实际情况选择）。

五、操作步骤

1. 检查管路外包装、有效期。

2. 连接静脉引流管与离心泵头口，连接紧密。

3. 管道钳夹闭泵头后端与膜肺连接位置管路。

4. 通过预充液容器利用重力将管道钳夹闭位置以前的通路预充排气。

5. 将离心泵头装入离心泵，离心泵转速调至2000r/min以上，旋松膜肺上的肝素帽，缓慢松开管道钳，预充膜肺与管道，充分排气。

6. 膜肺内部无明显气体，膜肺预充完全后检查管道内部有无附壁小气泡。

7. 预充结束，管路自循环备用。

8. 理顺整个循环管路，并固定于适当位置。

9. 连接空氧混合气管道（气源→空氧混合器→氧合器），设定FiO_2和气体流量。

10. 连接变温水箱，设置适宜水温，并进行水循环。

11. 待台上动静脉插管插好后，打开台上管包装，将台下管路递给台上医生，连接管路准备运行ECMO。

六、注意事项及并发症及处理

（一）注意事项

1. 导管管路相关注意事项

（1）插管处固定牢固，需定时检查有无渗血。

（2）避免管路扭曲和成角；管路缝扎固定后，保证引流和回血通畅，防止滑脱、翻身或活动时脱出或位置变动（翻身时专人固定引血管和回血管），检查并记录外露钢丝管长度。

2. 离心泵相关注意事项　切勿剧烈晃动或撞击离心泵，可能导致离心泵失稳，离心泵泵头出现杂音，需要立即通知医生，钳夹动静脉端，停泵恢复正常运行；密切关注ECMO流量变化，在一定的转速下血流速较基础降低0.5L/min，首先关注管道是否打折扭曲，其次观察离心泵泵头或膜肺是否有凝血发生。

3. ECMO管理相关注意事项

（1）如进出氧合器管路内血颜色变一致，颜色均变深考虑膜肺氧合不全，可能为供气管脱落、氧合器血栓、气体流速和血流速不匹配（V/Q失调）等所致；颜色均变鲜考虑VV-EMCO时引血和回血端插管开口太近（再循环率增加）。

（2）管路进气、漏血或血栓，立即以阻断钳钳夹动静脉插管处，阻止气体或血栓进入患者体内并立即通知医生，立即重新预充或更换套包。

（3）维持血红蛋白100～130g/L，或血细胞比容＞35%，增加氧输送。

（4）如患者尿色明显加深，考虑血液破坏导致溶血，查尿游离血红蛋白，也可尿液离心3000转/分后观察上清液颜色，如色深考虑溶血；如发生停电或离心泵故障，立即取下离心泵泵头，用备用手摇泵进行运转。

4. 抗凝和凝血监测相关注意事项　密切关注患者出血倾向，尽可能减少不必要的血管穿刺，气道吸引时注意有无气道出血，降低吸引负压；维持血小板在100×10^9/L以上，低于50×10^9/L必须及时输注血小板。

5. 感染相关注意事项　严格无菌操作，所有血管通路和管路操作均需清洁手后无菌下进行，维持鼻咽温度35.5～36.6℃，防止寒战和高热，预防低温，同时警惕感染引起持续低热。

6. 营养支持相关注意事项　尽可能给予肠内营养，如必须输注脂肪乳，需尽量减慢脂肪乳输注速度（脂肪乳自由基破环膜肺中空纤维膜，影响膜肺氧合），尽量不使用异丙酚镇静。

（二）并发症及处理

1. 出血

（1）严密监测凝血功能：定期监测患者的凝血功能指标，包括PT和APTT。根据监测结果调整抗凝剂的用量，以维持适当的抗凝状态。

（2）使用低分子量肝素：相较于普通肝素，低分子量肝素使用更加方便且出血风险较低，合理应用有助于减少出血并发症。

（3）减少血液泵的旋转速度：降低血泵旋转速度可以减少血液在体外循环系统中的接触时间，从而减少血小板破坏和出血风险。

（4）使用血小板聚集抑制剂：血小板聚集抑制剂如阿司匹林可减少血小板的聚集和减少血栓形成，但应谨慎使用，以免增加出血风险。

2. 感染

（1）严格遵循无菌操作和感染控制措施：在插管、更换敷料和进行其他操作时，医护人员应严格遵守无菌操作要求，以减少感染的机会。

（2）定期更换管路和敷料：有助于减少感染的风险。注意保持插管口周围的皮肤清洁和干燥。

（3）及早使用抗菌药物治疗感染：在出现感染迹象时，及早开始有效的抗菌药物治疗有助于遏制感染的扩散。

（4）定期进行细菌培养和敏感性测试：有助于及早发现和治疗患者可能感染的致病菌。

3. 血流动力学问题

（1）细心监测血流动力学状态：严密监测患者的血压、心率、心排血量等血流动力学指标，及时发现并处理异常。

（2）调整ECMO的流量和压力：根据患者的具体情况，调整ECMO的流量和压力，以维持合适的循环状态。

（3）给予支持性药物：根据患者的血流动力学状态，给予合适的支持性药物，如血管活性药物、强心剂等，以维持心血管功能。

（4）提前规划拔管和撤离ECMO：在患者病情改善时，及时拔除ECMO支持，减轻心脏负担，预防并发症。

4. 缺血/再灌注损伤

（1）控制ECMO的流量和压力：通过调整ECMO的流量和压力，减少对器官的潜在损伤。优化ECMO设置以确保血流稳定且适合患者的生理需求。

（2）监测器官功能：定期监测器官功能，包括肝肾功能、心脏功能等，及时发现并处理器官受损。

（3）适时拔管：当患者病情改善，已不再需要ECMO支持时，及时拔除ECMO支持，以减轻器官的再灌注压力和降低损伤风险。

5. 脑血管意外

（1）监测神经状态：严密监测患者的神经状态和脑功能，包括意识水平、瞳孔反应等，及时发现脑血管意外的迹象。

（2）避免过度抗凝：严格控制抗凝剂的用量，避免过度抗凝，减少脑出血风险。

（3）保持合适的血压：维持患者的合适血压水平，以保证脑血流供应。

6. 急性肾损伤

（1）监测尿量和肾功能：定期监测患者的尿量和肾功能，及早发现肾损伤。

（2）维持血容量：维持患者的血容量，确保足够的肾脏血流灌注。

（3）避免使用肾毒性药物：避免使用可能对肾脏造成损害的药物，如非甾体抗炎药、对比剂等。

7. 代谢紊乱

（1）定期监测电解质和酸碱平衡：可及时发现并纠正异常。

（2）适时补充电解质：根据监测结果，及时补充患者所需的电解质，以维持体内的电解质平衡。

8. 心律失常

（1）连续心电图监测：患者在ECMO治疗期间应进行连续心电图监测，及时发现心律失常。

（2）使用抗心律失常药物：根据患者的心律失常类型，使用适当的抗心律失常药物进行治疗。

9. 气胸

（1）定期进行X线胸片检查：及时发现气胸。

（2）小心操作：在插管和拔管过程中小心操作，减少气胸的风险。

本章练习题

【单选题】

1. ECMO的本质是一种改良的人工心肺机，其最核心的部分是（   ）

A. 膜肺＋血泵

B. 膜肺＋氧气

C. 血泵＋氧气

D. 膜肺＋温箱

2. VA-ECMO的适应证（   ）

A. 脓毒血症

B. 肾衰竭

C. 感染性休克

D. 暴发性心肌炎

3. VV-ECMO的适应证（   ）

A. 心脏病

B. 急性呼吸窘迫综合征

C. 脓毒血症

D. 电解质紊乱

4. ECMO运行期间抗凝是关键，以下哪项不是常用凝血监测指标（   ）

A. ACT

B. APTT

C. PLT

D. 抗凝血因子Xa

5. ECMO患者正常控制ACT的时间（   ）

A. 93～110秒

B. 100～150秒

C. 180～220秒

D. 300秒以上

6. 下列不是造成空气栓塞的的原因是（   ）

A. 管路密闭不全

B. 管路脱出

C. 膜肺位置过低

D. 预充排气不彻底

7. ECMO常见并发症是（   ）

A. 出血、血栓、溶血

B．低氧、体温不升、低血糖

C．高血压、便秘、贫血

D．发热、恶心、失禁

8．下面哪项不是出现管路抖动的原因（   ）

A．血容量正常

B．插管贴壁

C．管路扭曲

D．负压过大

E．患者烦躁

9．ECMO运行中发生非计划性脱管，下列哪项是主要处理措施（   ）

A．按压穿刺口，报告医师

B．夹闭管道，停泵

C．回纳脱出的管道继续运行

D．按压后重新置管

【多选题】

10．ECMO辅助循环的患者，导致溶血的主要原因包括（   ）

A．管路扭曲

B．系统（泵头、管路、氧合器）血栓形成

C．静脉引流负压过大

D．动脉插管过细

E．长时间流量过大

练习题参考答案

第一章 急诊急救基本技术
第一节 氧气吸入术
1. A 2. C 3. E 4. A 5. D 6. E 7. A 8. C 9. B 10. ACDE

第二节 吸痰术
1. A 2. B 3. A 4. D 5. A 6. B 7. E 8. E 9. ABCDE 10. ABCDE

第三节 胃管置入术
1. C 2. E 3. A 4. C 5. C 6. B 7. D 8. ABCD 9. ABCDE 10. ABCDE

第四节 导尿术
1. C 2. A 3. A 4. B 5. D 6. E 7. E 8. A 9. D 10. B

第五节 骨髓腔穿刺输液术
1. B 2. D 3. D 4. D 5. D 6. C 7. B 8. D 9. ABCD 10. ABCD

第六节 现场心肺复苏术
1. A 2. A 3. D 4. B 5. D 6. B 7. D 8. ABCD 9. ACD 10. ABCD

第二章 创伤急救基本技术
1. C 2. B 3. C 4. A 5. D 6. C 7. A 8. A 9. B 10. E 11. A 12. C
13. C 14. A 15. ABCDE 16. ACDE 17. ABCDE 18. ABDE 19. BCDE
20. BCDE

第三章 急危重症监测技术
1. E 2. D 3. D 4. C 5. C 6. B 7. E 8. A 9. A 10. D
11. A 12. D 13. A 14. D 15. C 16. C 17. C 18. A 19. C
20. E

第四章 急诊心脏电复律/电除颤与起搏术
1. D 2. E 3. A 4. B 5. A 6. D 7. D 8. C 9. D 10. ABCD

第五章　开放气道术

1. E　2. B　3. E　4. B　5. D　6. A　7. E　8. C　9. C　10. E

第六章　机械通气术

1. C　2. A　3. D　4. C　5. A　6. B　7. B　8. D　9. A　10. A
11. B　12. B　13. A　14. D　15. A

第七章　心包穿刺术

1. D　2. A　3. C　4. D　5. D　6. C　7. A　8. A　9. D　10. ABCD

第八章　胸腔穿刺术和胸腔闭式引流术

1. D　2. B　3. D　4. A　5. A　6. C　7. C　8. A　9. A　10. E

第九章　腰椎穿刺术

1. E　2. A　3. C　4. A　5. E　6. E　7. B　8. ABCDE　9. ABCDE　10. ABCDE

第十章　诊断性腹腔穿刺术

1. E　2. D　3. D　4. B　5. C　6. C　7. D　8. A　9. B

第十一章　急诊洗胃术

1. C　2. D　3. B　4. D　5. B　6. D　7. B　8. A　9. C　10. ABCD

第十二章　三腔二囊管置入术

1. A　2. B　3. C　4. D　5. A　6. B　7. C　8. B　9. D　10. B

第十三章　血液净化技术

1. B　2. C　3. A　4. B　5. D　6. B　7. D　8. ABC　9. ABDE　10. ABD

第十四章　镇痛镇静技术

1. D　2. B　3. D　4. D　5. C　6. A　7. A　8. ABCD　9. ABCD　10. ACD

第十五章　高压氧治疗技术

1. C　2. A　3. B　4. D　5. C　6. D　7. E　8. B　9. B　10. ABCDE

第十六章　床边即时检验技术

第一节　床边即时血糖检验

1. B　2. C　3. C　4. C　5. C　6. A　7. B　8. ABC　9. DE　10. BCD

第二节　床边动脉血气检验
1. D　2. A　3. C　4. D　5. C　6. D　7. B　8. ABCD　9. ABE　10. ABCDE

第十七章　床边心电图诊断技术
1. E　2. B　3. A　4. D　5. D　6. E　7. C　8. ABCDE　9. ABCE　10. CDE

第十八章　床边超声诊疗技术
1. A　2. B　3. B　4. D　5. D　6. D　7. D　8. BCD　9. ABCD　10. ABCD

第十九章　床边支气管镜诊疗技术
1. C　2. D　3. D　4. C　5. A　6. C　7. C　8. B　9. A　10. D

第二十章　主动脉内球囊反搏术
1. D　2. B　3. A　4. E　5. B　6. C　7. E　8. ABCDE　9. ABCDE　10. ABCDE

第二十一章　体外膜肺氧合技术
1. A　2. D　3. B　4. C　5. C　6. C　7. A　8. A　9. B　10. ABCDE